Dr. med. Georg Weidinger

Die tägliche Heilung

Gaufen – Bewegung für jeden Tag

ENNSTHALER VERLAG STEYR

Fotos:
S. 43, S. 73, S. 99: Pixabay; S. 123: DIE BESORGER.
Alle anderen Fotos von Georg und Gabriele Weidinger

Illustrationen:
Georg Weidinger

www.ennsthaler.at

1. Auflage 2014

ISBN 978-3-85068-928-1

Dr. med. Georg Weidinger · Die tägliche Heilung

Ennsthaler Gesellschaft m.b.H. & Co KG, 4400 Steyr, Österreich
Lektorat: Dr. Christian Heindl
Satz: DIE BESORGER mediendesign & -technik, Steyr
Umschlaggestaltung: Christoph Ennsthaler
Umschlagillustration: Georg Weidinger
Druck und Bindung: Těšínská Tiskárna, Český Těšín

FSC
www.fsc.org
MIX
Papier aus verantwortungsvollen Quellen
FSC® C005833

Inhaltsverzeichnis

Einleitung

Ich bin praktischer »Chinesen-Arzt« in Wien-Favoriten. Meine Praxis ist von einer riesigen Fläche Asphalt und Beton umgeben, so wie die meisten Wohnungen in Wien, so wie die meisten Wohnungen in den Großstädten. Um zu meiner Praxis zu gelangen, muss ich mich irgendwie auf dieser Fläche bewegen oder bewegen lassen. Ich kann ein öffentliches Verkehrsmittel benutzen. In meinem Fall führt eine Buslinie von unserem Zuhause weg bis zum Reumannplatz, und von dort führt die zweite Buslinie an meiner Praxis vorbei. Ich kann also diese Busse bemühen, mich von zu Hause in meine Praxis zu bringen. Theoretisch kann ich auch unser Auto nehmen, um die etwa vier Kilometer Asphaltfläche zu überwinden, wobei dann diese vier Kilometer schnell auf sechs Kilometer anwachsen im Rahmen der Parkplatzsuche … Ich könnte auch mit dem Fahrrad fahren, aber da ich immer meinen Hund Findus bei mir habe, scheidet das aus. Damit scheiden *für mich* auch der Tretroller oder die Rollschuhe aus, zumal Findus in der Stadt an der Leine geführt werden muss und Begegnungen mit anderen Hunden, Radfahrern, Fußgängern sehr schnell, speziell auf dieser Asphaltstrecke, zu einer Begegnung dritter Art ausufern würden … Oder ich kann gehen … oder ich kann laufen … oder ich kann *gaufen*. Egal wie, aber einmal am Tag muss ich von A nach B gelangen und einmal von B nach A, von unserem Zuhause in meine Praxis und wieder zurück, zeitversetzt. Dazwischen finden mein Körper viel Ruhe und mein Geist viel Arbeit. So wie ich müssen sehr viele Menschen, die sich den Regeln der westlichen Arbeitswelt unterwerfen, täglich oder fast täglich morgens von A nach B gelangen und abends von B nach A. Dazwischen liegt die Arbeit, danach beginnt das Privatleben. So das Konzept unserer Welt. Manche, so wie ich, haben das Glück beziehungsweise dem

Glück entsprechend nachgeholfen, dass A–B und B–A nur wenige Kilometer sind, bei manchen befindet sich A–B und B–A sogar im gleichen Haus. Aber für die meisten Großstädter und auch Kleinstädter gilt es, täglich eine beachtliche Menge Asphalt- und Betonfläche zu überqueren, um schlussendlich dem begehrten Ziel des Broterwerbs für zu Hause durch Arbeit außerhalb dieses Hauses nachkommen zu können.

Seit vielen Jahren gelangen Menschen (durch welche Bewegungsform auch immer …) in meine Praxis, um sich Rat und Hilfe bei ihren Erkrankungen und Beschwerden zu holen. Dazu muss ich erklären, dass ich kein »normaler« praktischer Arzt bin und dass meine Praxis auch keine »normale« Arztpraxis ist, so wie man sie üblicherweise kennt. »Systemkonforme« Praxen von Allgemeinmedizinern unterliegen den Gesetzen der Krankenkassen. Die Krankenkassen geben dem Arzt Geld, damit dieser eine Leistung am Patienten vollbringt. Durch diese Geldgabe behält sich die Krankenkasse das Recht ein, zu sagen, welche Leistung der Patient bekommt. Das ist auch ihr gutes Recht, da sie ja dafür bezahlt. Die Krankenkasse definiert durch ihre Gabe die Leistung in Qualität und Umfang sowie was überhaupt eine »Leistung« ist. Und da haben wir noch gar nicht vom Patienten oder dessen Beschwerden geredet. Das klingt kompliziert, ist es auch, zumal die von der Krankenkasse geforderte Leistung oft schon erbracht ist, ohne dass dem Patienten geholfen wurde. Und da ich für alles etwas länger brauche als andere, würde meine Leistungserbringung für jeden einzelnen Patienten wahrscheinlich deutlich länger dauern, sodass ich pro Tag deutlich weniger Leistungen erbringen könnte, wodurch ich deutlich weniger als andere Kollegen bezahlt bekäme und deshalb auch nicht davon leben könnte. Und weil ich das sehr früh in meiner Arztkarriere erkannt habe, praktiziere ich »außerhalb« dieses Systems und dann auch noch eine Form der Medizin, welche die Krankenkasse nicht als Leistung sieht, zumal sie sehr viel Zeit braucht. Meine Praxis ist eine TCM-Praxis, eine Praxis für

Traditionelle Chinesische Medizin, und sie ist eine Rede- und Zuhörpraxis: Zuerst redet der Patient, ich höre zu, dann rede ich und zwar viel, und dann schauen wir gemeinsam, was sich verändert an den Beschwerden und Krankheiten.

Wie gesagt: Seit vielen Jahren gelangen Menschen mit ihren Leiden in meine (Form der) Praxis und seit vielen Jahren höre ich immer wieder ähnliche Sachen. Die Leiden sind zwar sehr unterschiedlich, doch haben sie hier in unserer Großstadt meist die gleichen Wurzeln. Zu wenig Bewegung, zu viel Stress und die falsche Ernährung. Und dann fühlt man sich elend, hat keine Lebensfreude mehr, keine Energie und landet schlussendlich in meiner »Alternativ-Praxis«. Und das, was die meisten Patienten von mir zu hören bekommen, ist etwas, das sie schon in anderer Form von meinen Kollegen in den »normalen« Arztpraxen gehört haben. Aber dieses Gehörte gehört in den normalen Arztpraxen nicht zu den von den Krankenkassen bezahlten Leistungen, und so hat es oft *keinen Wert*, wenn ein engagierter Kollege über Veränderungen der Lebensführung redet. Und somit betritt dieses Gesagte bei dem einen Ohr das Gehirn und verlässt es bei dem anderen Ohr in aller Eile wieder. Das was die meisten Patienten von mir zu hören bekommen, ist etwas, das sie sehr oft ohnedies selbst wissen, aber nicht wissen wollen. Sie wollen nicht wahrhaben, dass einfache Dinge einfach sind, auch in unserer komplizierten Welt, dass es diese eine Pille nicht gibt, die all unsere gesundheitlichen Versäumnisse im Alltag einfach *wegmacht*. Sie wollen nicht wahrhaben, dass sie es sehr oft (eigentlich fast immer) selbst in der Hand haben, wie gut es ihnen geht und wie gesund sie sind. – Und warum? Weil es bedeutet, dass man Eigenverantwortung übernimmt und weil das anstrengend ist!

Unsere ganze moderne Welt ist darauf ausgerichtet, uns alles im Leben immer leichter zu machen. Und leichter machen bedeutet, uns Handlungen und Bewegungen und Denken immer mehr abzunehmen. »Outsourcing« ist ein modernes Wort dafür: So wie eine Firma zum Beispiel ihre Buchhaltung outsourct – das heißt, eine externe Firma übernimmt die Arbeit der Buchhaltung –, outsourcen wir Verschiedenstes in unserem Leben: Zum Beispiel outsourcen wir die räumliche Bewegung an ein Auto, einen Bus, eine U-Bahn, einen Zug. Wir outsourcen das Kochen an ein Lokal, eine Kantine, einen Lieferantenservice. Wir outsourcen das Entspannen, das aktive Denken und Reden an das Berieseln lassen vom Fernseher. Wir outsourcen unsere Bedürfnisse an vorgespielte Bedürfnisse aus der Werbung. Oder wir outsourcen unsere Träume an die Vorstellungen unserer Gesellschaft oder an einen Urlaub. – Und warum tun wir das? Weil viele Menschen sehr gute Ideen haben und uns mit ihren Ideen das Leben »erleichtern« und dann gleich auch damit Geld verdienen wollen.

»So funktioniert nun einmal unsere Gesellschaft. Das ist eben so und wenn man hier lebt, muss man sich den Spielregeln unterwerfen …« – Ist das wirklich so? Sind nicht *wir* die Gesellschaft? Sind nicht *wir* diejenigen, welche die Spielregeln machen? – Solche und ähnliche Worte hören Menschen, die in meine »Alternativ-Praxis« kommen, und sie merken schon, dass das anstrengend ist …

Also, von mir bekommen Sie die »eierlegende Wollmilchsau-Pille« NICHT! Von mir bekommen Sie zu hören, dass ich schon alle Ausreden kenne, die einem nur irgendwie irgendwann einfallen können, um ja zu verhindern, sein eigenes Leben, seine Lebensführung dahingehend zu ändern, endlich zu heilen, endlich gesund zu werden. Und das bekommen Sie von mir in jeder Form zu hören, in Zeitungsartikeln, in meiner Praxis, am Telefon, bei Seminaren, vor dem Kindergarten, im Einkaufsmarkt und in diesem Buch. Und warum? Weil es nur so geht! Es funktioniert nur dann, wenn wir – jeder für sich – bereit sind, Eigenverantwortung zu übernehmen und heute anfangen, etwas in unserem Leben zu ändern. Und dass heißt konkret:

- tägliche Bewegung
- bessere Ernährung
- Stressabbau und -umbau
- Lebensfreude

Ich werde Ihnen in diesem Buch noch im Detail darlegen, warum diese einzelnen Punkte so wichtig sind, mit dem großen Schwerpunkt der täglichen Bewegung. Wie schon gesagt kommen seit vielen Jahren Menschen in meine Praxis und erzählen mir von ihren Beschwerden. Und bei vielen der Beschwerden handelt es sich um Folgen aus unserem viel zu vielen täglichen Sitzen und viel zu wenigem täglichen Bewegen. Und wenn wir uns dann endlich bewegen, ein- bis zwei- oder dreimal die Woche (aus einem schlechten Gewissen gegenüber unserem Körper heraus oder weil ich es gesagt habe …), tun wir es *falsch*, nämlich mit Stress, unter (Zeit-)Druck, mit der falschen Technik. Aber zumeist überwiegen die Ausreden, nicht die Bewegung: Ich hab' keine Zeit. Wann soll ich das machen? Ich bin in der Früh beim Aufstehen viel zu müde. Ich bin abends nach der Arbeit viel zu müde. Generell bin ich viel zu müde. Mir tut der linke Fuß weh. Mir tut das rechte Knie weh. Mir tut das linke Ohrläppchen weh. Ich habe gerade gegessen. Ich habe nichts gegessen. Ich hasse Schwitzen. Da rinnt mir ja meine Schminke runter. Ich halt es mit Churchills »no sports«. Ich habe Kinder zu Hause. Ich habe Katzen zu Hause. Ich habe eine Tante dritten Grades zu Hause. Mein Mann wartet schon auf sein Essen. Das Fitnessstudio ist viel zu weit weg. Überhaupt gibt's nur Asphalt und Beton und keine Natur um mich herum. Es ist viel zu kalt draußen. Es ist viel zu heiß draußen. Wenn es regnet, werde ich nass und dann verkühle ich mich. Wie sehe ich denn aus, wenn ich laufe? Ich kann das sicher nicht! Mein Hausarzt sagt, das brauche ich nicht machen, das bringt eh nichts. Ich bin viel zu dick. Ich bin viel zu dünn. Ich bin ja schon zu alt dafür. Bei mir bringt das auch nichts mehr. Können Sie mir nicht doch irgendwelche chinesischen Kräuter stattdessen aufschreiben oder ein paar Nadeln stechen …? – Nein. Punkt.

Also: Die Idee ist ganz einfach. Es ist notwendig, dass Sie – ja, Sie meine ich – sich *täglich entspannt bewegen* (warum, dazu später im Detail). UND Sie haben keine Zeit. UND Sie müssen täglich von A nach B gelangen und abends wieder zurück von B nach A. UND Sie müssen täglich eine große Fläche Asphalt und Beton überwinden. ALSO nutzen Sie ihren Arbeitsweg, um sich zweimal täglich zu bewegen. Und diese Bewegung machen Sie auf die natürlichste und entspannteste Weise, um sich dabei gleichzeitig zu entspannen und einerseits morgens entspannt in der Arbeit anzukommen und andererseits abends entspannt und ohne Arbeit im Kopf zu Hause anzukommen. Und die natürlichste und gesündeste Bewegungsform, die uns die Evolution mitgegeben hat, ist *nicht* das Gehen, das uns und unseren Körper vor allem auf hartem Untergrund sehr anstrengt und Beschwerden machen kann, ist *nicht* das normale Laufen, das vor allem mit unseren hoch technisierten Laufschuhen den Bewegungsapparat sehr belastet und außerdem nicht geeignet ist, als entspannte Fortbewegungsform in der Stadt (bei all dem Verkehr und den vielen Menschen, vor allem vor der Arbeit), sondern ein sehr, sehr langsames, achtsames und entspanntes Laufen. Und weil dieses Laufen von der Technik her wie Laufen und vom Tempo her etwa so schnell ist wie schnelles Gehen und die Ruhe in sich tragen soll wie langsames Gehen, nenne ich es einfach GAUFEN (wenn Sie es englisch haben wollen, schlage ich den Namen *Wunning* vor: das W von »Walking« und der Rest von »Running«). Gaufen hat vom »Gehen« das G und vom »Laufen« den Rest. Gaufen hat vom Gehen einen Buchstaben und vom Laufen fünf, und so ist auch etwa die Proportionsverteilung der Technik: mehr vom Laufen, weniger vom Gehen.

Wenn Sie wissen wollen, wie *Gaufen* genau funktioniert, warum es die gesündeste Bewegungsform ist, warum sie sich überhaupt zweimal täglich bewegen sollen, welche Schuhe man am besten verwendet, welches Gewand man am besten anzieht, wie man das in den Alltag einbauen können soll, wenn man einen viel längeren (als meine vier Kilometer) oder einen viel kürzeren oder gar keinen Arbeitsweg täglich zu bewältigen hat, wie man das seinem Chef beibringen soll, dass man jetzt *gauft*, wie man das den Kolleginnen und Kollegen erklärt, was man am besten davor und danach essen soll, wie man mit Schwitzen und verschmierter Schminke umgeht und was immer ihnen noch als Ausrede einfallen könnte, sich eben NICHT täglich zu bewegen, dann lesen Sie weiter – ich werde Ihnen in diesem Buch die Antworten geben.

Warum soll ich mich überhaupt zweimal täglich bewegen?

Ich bin »chinesischer Arzt«, also Arzt für Traditionelle Chinesische Medizin (TCM), und so erkläre ich es Ihnen auf »Chinesisch« (viel genauer und mit allen anderen Zusammenhängen finden Sie das »Chinesische« in meinem Buch »Die Heilung der Mitte – die Kraft der Traditionellen Chinesischen Medizin«[1]): Wir – die »Chinesenärzte« und alle, die sich weltweit bereits dieser Medizinform verschrieben haben – sagen, dass die *Leber* vom chinesischen Denken her dafür sorgt, dass sich alles im Körper gut bewegt. Die Leber, von der ich spreche, ist nicht die Leber, von der ein westlicher Arzt spricht. Wichtig ist, dass Sie alles, was ich Ihnen über die Chinesische Medizin erkläre, einfach einmal als eine Art Denkmodell annehmen und annehmen können. Wie wir denken ist geprägt von der Kultur, in der wir aufwachsen. Und, wie Sie wahrscheinlich wissen, ist vor allem die traditionelle chinesische Kultur – also jene VOR den Einflüssen des Westens mit ihren politischen und wirtschaftlichen Dogmen – ganz anders als unsere. Um verstehen zu können, wie die Traditionelle Chinesische Medizin funktioniert, müssen wir Westler erst einmal unsere Denkweise beiseite stellen und zuhören.

Meine Erfahrung aus all den Jahren Beschäftigung mit TCM ist, dass dieses Denkmodell funktioniert und wenn man es verstanden hat, uns viele Zusammenhänge in unserem Körper viel anschaulicher macht als unsere westliche Medizin imstande ist. Gerade in Bezug auf Bewegung und Ernährung erlangen viele meiner Patienten ein tiefes Verständnis. Die Vorraussetzung, damit wir Westler etwas annehmen können, ist nun einmal, dass wir es mit unserem Verstand fassen können. Die Chinesen gehen da traditionell

1 Ennsthaler Verlag, 2011

anders heran. Sie sagen: Wenn etwas funktioniert, warum dann fragen, warum es funktioniert, wenn es doch funktioniert … – Das hat traditionellerweise auch viel mit Autoritätshörigkeit zu tun, die es in unserer »freien« Welt so kaum mehr gibt.

Also, weiter zu unserem »chinesischen Denkmodell«: Die Leber sorgt dafür, dass sich alles gut bewegt im Körper. Die Chinesen sagen: »Die Leber sorgt für den glatten Fluss aller Dinge«. Und diese Dinge sind vor allem einmal *Qi* und *Blut*. Qi (zumeist »tschi« ausgesprochen) ist die Energie, die gleichmäßig im Körper fließen soll, und Blut ist die Substanz, die gleichmäßig im Körper fließen soll. Die Definition von Gesundheit »auf Chinesisch« ist, dass alles im Körper gleichmäßig fließt, und mit »alles« meint man vor allem Energie und Substanz, Qi und Blut. Und genau darum kümmert sich die Leber (daneben sollen auch noch die Flüssigkeiten, die Nahrung, der »gute« Schleim und die Hitze gleichmäßig fließen, und auch darum kümmert sich die Leber; mehr dazu im Buch »Die Heilung der Mitte«). Die Leber sorgt für Bewegung im Körper. Krank wird man also dann, wenn es, generell oder an einer bestimmten Stelle im Körper, NICHT mehr gut fließt. Wir nennen das dann eine Blockade, eine *Stagnation*. Wenn Qi nicht gut fließt, nennen wir das eine Qi-Stagnation, wenn Blut nicht gut fließt, eine Blut-Stagnation (wenn die Flüssigkeiten nicht gut fließen, eine Flüssigkeits-Stagnation etc.). Die häufigsten Ursachen für eine Stagnation sind bei uns im Westen vier Dinge:

- falsche Ernährung (dazu später)
- zu wenig Bewegung
- zu viel Stress
- keine Lebensfreude, kein *SHEN*

Sie erinnern sich an meine Worte aus der Einleitung: Diese vier Dinge sind es, die uns krank machen. *Chinesisch* gesehen machen diese vier Dinge eine Blockade im Körper, eine Stagnation – und deshalb werden wir krank. Diese vier Dinge beeinflussen einander gegenseitig, befruchten einander gegenseitig, bedingen einander gegenseitig. Gehen wir Schritt für Schritt …

Das Organ, das Qi und Blut herstellt, ist der Verdauungsapparat, und der heißt *Milz.* Und ihre Frage, ob das »unsere« Milz ist, das Organ in unserem Körper, können Sie sich schon selbst beantworten, wenn sie unser chinesisches Denkmodell annehmen können: Nein. – Wenn Sie etwas essen, das ihre Milz nicht verdauen kann, weil es zum Beispiel einfach viel zu anstrengend ist für Ihre Milz, dann liegt dieses Essen im Körper herum (eine Vorstellung …) und macht Blockaden von Qi und/oder Blut. Und weil die Milz sich aus dem Essen nicht alles Ernährende herausgeholt hat, stellt sie weniger Qi und Blut her. Das heißt, es fließt weniger Qi und Blut im Körper. Denken Sie an einen Fluss: Wenn der Fluss nur ganz klein ist, ein kleiner Bach, ist es viel leichter, diesen zu blockieren. Das heißt, Qi- und Blutmangel führen viel leichter zu Blockaden, zu Stagnationen. Gehen wir zurück zu unserer Leber: Die Leber, so wie oben erklärt, schaut dass alles im Körper gut fließt, dass sich Alles im Körper gut bewegt. Chinesisch sagen wir dann auch noch, dass die Leber das Blut verwaltet. Eine Vorstellungshilfe: Die Chinesen sagen, in der Leber lebt ein Geist, und dieser Geist heißt *Hun*. Stellen Sie sich den Hun vielleicht einmal als einen Harley Davidson fahrenden Hells Angel vor: zwei Meter groß, sehr kräftig gebaut, ein wallender grauer Bart, seine Augen verbergen sich hinter einer schwarzen Sonnenbrille, sein mächtiger Körper in schwarzem Ledergewand, dick benietet, grimmige Miene. So sitzt unser Hun auf seiner Harley Davidson. Nun stellen Sie sich vor, dass unser Hun von seiner Maschine steigt, sie abstellt, sich komplett entkleidet und in eine Badewanne legt. Das angenehm warme

Milz produziert Blut

Badewasser entspricht dabei dem Blut. Also, der Hun legt sich in die Badewanne, die vollgefüllt sein sollte mit angenehm warmem Blut. Doch in dieser Badewanne ist nur ein Rinnsal an Blut. Unser Hun legt sich also in eine fast leere Badewanne. Stellen Sie sich sein Gesicht vor, als er so daliegt und schön langsam realisiert (unser Hun ist nicht der Hellste, er ist wie ein animalischer Instinkt…), dass da praktisch kein Badewasser, kein Blut in seiner Badewanne drin ist… Er wird STINKSAUER. Er denkt sich: Warum liege ich Trottel eigentlich in einer leeren Badewanne…? – Was tut er? Er steht wieder auf, geht zur Milz, nackt wie er ist, packt die Milz an der Gurgel und sagt: »Du blöde Milz produzierst zu wenig Blut und darum liege ich in einer leeren Badewanne.« – Und unsere arme Milz stottert: »Was soll ich denn machen, ich bin doch sooo müde, dass ich dieses Essen einfach nicht verarbeiten kann und daher kann ich nicht viel Blut produzieren? Und wenn Du mich jetzt auch noch attackierst, kann ich gar nichts mehr produzieren!« – Ein wunderschöner Teufelskreis! Und jetzt kommen Sie, das denkende Vorhirn ihres Großhirns, ins Spiel. Verinnerlichen Sie sich nochmals dieses Bild! Der mächtige, nackte Hun, mit schwarzer Sonnenbrille und stinksauer, der die arme kleine Milz an der Gurgel packt. Und beide schauen fragend in ihre Richtung! – Nach einer Weile bringen Sie ein paar Worte hervor wie: »Lllieber Hun, bitte lllass die Milz lllos, sonst haben wir bald gar kein Qi und Blut mehr. Mmmein Vorschlag: Ich nehm' Dir Deine Arbeit ab. ICH bewege mich als Ganzes, dann hast Du es viel leichter. Dann brauchst Du Dich nicht um die Bewegung im Körper kümmern, ok?« – Und der Hun überlegt, noch immer sauer, und lässt schön langsam die Gurgel der Milz los, geht zurück in die Badewanne, legt sich wieder hin und wartet. Er wartet nun, dass schön langsam warmes Blut kommt. Die Milz atmet einmal tief durch, und Sie, ihr Bewusstsein, ihr bewusstes Ich, ihr Vorhirn atmen auch tief durch. – »Aber wehe

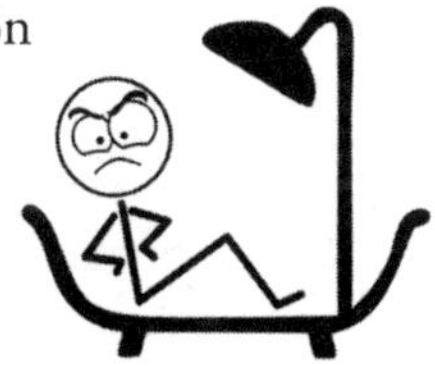

jemand macht die Badezimmertür auf!« schreit der Hun plötzlich aus dem Hintergrund. »Dann bin ich gleich wieder stinksauer!« – Sie wissen vielleicht, wie es sich anfühlt, wenn man nackt, nass in einer leeren Badewanne liegt und jemand die Badezimmertür aufmacht: »Mach zu, es zieht!« Die Chinesen sagen, die Leber, also unser Hun, hasst Wind. Ein Luftzug ist nichts anderes als Wind, alles, was in der Luft herumfliegt ist nichts anderes als Wind (wie Pollen, Staub, Tierhaare), unser *Stress* ist nichts anderes als Wind (viel Luft um nichts!), ständiger Klimawechsel wie beim Fliegen oder auch zum Arbeitsplatz pendeln ist nichts anderes als Wind. Alle sehr schnellen Bewegungen produzieren Wind (wie Sie leicht durch Wacheln der Hand nachvollziehen können), wie man sie zum Beispiel beim Davonlaufen vor einem Löwen macht (und Sie können sich leicht vorstellen, dass dieses Davonlaufen nicht nur Wind, sondern eben auch viel Stress für den Körper bedeutet!). All diesen Wind hasst die Leber, hasst der Hun. Bewahren Sie sich das Bild des Huns, wie er, der Mächtige, das Tier in uns, da nackt in seiner leeren Badewanne liegt. Es gibt jetzt mehrere Möglichkeiten für Sie, den Hun in seiner Badewanne zu halten:

- Sie sperren die Badezimmertüre zu, damit keiner die Tür aufmacht. Das heißt übersetzt, dass Sie in ihrem Leben jeglichen Wind und jeglichen Stress vermeiden. Das würde z. B. bedeuten, dass Sie jetzt sofort kündigen, mit dem nächsten Flieger nach Sizilien reisen, sich dort ans Meer setzen und einfach nur ins Meer starren für den Rest ihres Lebens (am besten unter einem Glassturz, damit Sie auch der Meereswind nicht belästigt …).

- ODER Sie tun das, was Sie dem Hun versprochen haben: Sie nehmen ihm die Bewegung ab und bewegen sich – entspannt (sonst spannt sich der Hun ja auch gleich wieder an), täglich (im Körper muss es ja auch täglich »glatt fließen«), langsam (sonst entsteht ja wieder Wind …).

Shen = Geist

- UND Sie unterhalten sich einmal in Ruhe mit ihrer Milz, um herauszufinden, warum sie denn so müde ist und es nicht schafft, das Gegessene zu Qi und Blut umzuwandeln. Chinesisch sagen wir, dass die Milz das Essen und die Atemluft (das »kosmische Qi«) verwendet, um daraus Qi und Blut zu produzieren. Es ist also notwendig, dass Sie gut essen – worüber wir noch reden werden – und gut atmen. Gut atmen heißt gute Bewegung machen. Dann wird die Milz schön langsam wieder mehr Qi und Blut produzieren und der Hun wird nach einer Zeit wieder in einer vollen Badewanne sitzen und sich *endlich* entspannen können. Wenn Sie dann die Badezimmertür aufmachen, wird der Hun ganz entspannt hinschauen, um zu sehen, wer reinkommt, und nicht, weil es zieht. Der Hun ist ja gut umspült von warmem Blut.

Auf den Punkt gebracht heißt das, dass Sie sich *täglich bewegen* sollten, um täglich ihren Alltag und ihren Stress besser auszuhalten (Wind), um täglich besser verdauen zu können und ihren Stoffwechsel anzukurbeln (die Milz braucht gute Atemluft, um mit dem Essen daraus Qi und Blut zu machen), um täglich viel Energie zu haben (die Milz produziert genug Qi und Blut), um auf Dauer nicht krank zu werden (es entstehen keine Stagnationen im Körper und es »fließt gut«), um gesund zu werden (viele Stagnationen können sich auch dadurch wieder auflösen, dass Sie ihren Hun besänftigen und mehr Blut und Qi produzieren) und um wieder Freude am Leben zu empfinden. Bei diesem letzten Punkt wird's wieder chinesisch … Der *SHEN* ist der Geist, der in unserem Herzen wohnt. Der *SHEN* ist jener Geist, den man erkennt, wenn man jemanden sieht und sich denkt: Unglaublich wie der strahlt! Dem muss es so richtig gut gehen! *SHEN* könnte man als Ausstrahlung übersetzen. Und auch der *SHEN* badet gerne in Blut, so wie unser HUN! Und wenn so richtig viel und gut Blut im Körper vorhanden ist, dann fühlt sich auch unser *SHEN* so richtig wohl

und strahlt. Und wenn der *SHEN* strahlt, bleibt Ihnen gar nichts anderes übrig als im Ganzen zu strahlen, als einfach nur glücklich zu sein. Und wer will das nicht? Nochmals auf den Punkt gebracht (weil's so wichtig ist): Um so richtig gesund und glücklich zu sein, müssen wir uns täglich gut und entspannt bewegen und täglich das essen, was speziell unsere westliche Milz am einfachsten zu Qi und Blut verarbeiten kann!

Auch wenn man rein westlich denkt, wird heute kein Arzt mehr widersprechen, dass regelmäßige Bewegung für unsere Gesundheit notwendig ist. Trotzdem verschreibt keiner »Bewegung« als Tablette! Trotzdem bezahlt die Krankenkasse das Medikament »Bewegung« nicht! Und warum? – Weil eh jeder weiß, wie wichtig es ist, und es trotzdem keiner macht, weil es eben so offensichtlich und einfach ist. Das Motto bei uns hier im Westen lautet: Warum einfach, wenn es auch kompliziert geht! – Leider! Und es bedeutet eben auch, Eigenverantwortung zu übernehmen und sich täglich aufzuraffen, Bewegung zu machen. Wenn Sie es jetzt aber schaffen, ihren Arbeitsweg oder einen Teil davon, den Sie sowieso zweimal täglich zurücklegen müssen, gleich dazu zu verwenden, sich gut zu bewegen und dabei den Hun zu entspannen und gleich ihren Stoffwechsel, ihre Milz, anzukurbeln und gleichzeitig verhindern können, dass Stagnationen in Ihrem Körper entstehen, damit gleich den Boden für Gesundheit schaffen und auch noch glücklich werden (*SHEN!)*, wäre das nicht eine tolle Lösung? Sie müssen dann nicht mehr *extra* vor der Arbeit laufen gehen (können Sie natürlich zusätzlich machen) oder *extra* nach der Arbeit ins Fitnessstudio gehen (können Sie ja auch trotzdem gerne machen), sondern können ihre freie Zeit benutzen, um einfach nur da zu sein, um einfach nur bei ihrer Familie zu sein, um die Lebenszeit, die freien Stunden, einfach entspannt leben zu können.

Die Lösung lautet: GAUFEN!

Vor 150 Jahren hat man nicht darüber nachdenken müssen, sich täglich zu bewegen. Im täglichen Leben war die tägliche Bewegung ein unverzichtbarer Teil. Man hat ohne lange darüber nachzudenken lange Strecken regelmäßig zu Fuß zurückgelegt. Um in die Arbeit oder in die Schule, zu Freunden und Verwandten zu gelangen, musste man einfach gehen. Und weil das eben so normal war, ist man sehr entspannt gegangen, und weil das so regelmäßig war, war die beste Gehtechnik das Selbstverständlichste der Welt. Wenn man heute bei uns in der Stadt zu Fuß geht, um zur Arbeit oder nach Hause zu gelangen (und beobachten Sie einmal arbeitende Menschen beim Gehen ...), dann ist das meist schnell und angestrengt, auch weil die Schuhe – wie zum Beispiel schöne Schuhe, die zu einem Anzug passen – nicht fürs schnelle Gehen gemacht sind. Schnelles Gehen auf Asphalt und Beton strengt den Körper sehr an. Entspannung, auch unter Zeitdruck, ist dann schwer möglich.

Und nochmals zur Bekräftigung, wie wichtig tägliche Bewegung ist:

Was sagen Ihnen Ihr Hausarzt und -verstand, wenn Sie zum Beispiel Osteoporose haben? – Regelmäßige Bewegung! Wenn Sie übergewichtig sind? – Regelmäßige Bewegung! Wenn Sie ständig gestresst sind und auch schon einen erhöhten Blutdruck haben? – Regelmäßige Bewegung! Wenn Sie erhöhte Blutfette haben? – Regelmäßige Bewegung! Wenn Sie ständig Schmerzen im Rücken und Verspannungen haben? – Regelmäßige Bewegung! Wenn Sie ständig Spannungskopfschmerzen haben? – Regelmäßige Bewegung! Wenn Sie einen Diabetes (Typ II, die häufigste Variante, aber auch bei Typ I, um den Insulinbedarf zu senken), eine Zuckerkrankheit haben? – Regelmäßige Bewegung! Wenn Sie ständig müde sind und niedergeschlagen? – Regelmäßige Bewegung! Und, und, und! Sie hören es vielleicht schon gar nicht mehr, wenn es Ihr Hausarzt und -verstand sagen. Darum sage ich es noch einmal: REGELMÄSSIGE BEWEGUNG! Und regelmäßig heißt täglich!

Warum täglich – genügt nicht dreimal die Woche?

Wenn Sie sich täglich bewegen, müssen Sie nicht darüber nachdenken, ob heute Montag, Dienstag oder Mittwoch ist, um sich zu bewegen, da Sie sich ja ohnedies täglich bewegen! Denken Sie an den HUN. Der muss ja auch täglich schauen, dass alles im Körper glatt fließt. Wenn Sie sich zum Beispiel Montag, Mittwoch und Freitag gut bewegen, was macht dann der HUN an den anderen Tagen? Natürlich ist es besser, sich dreimal pro Woche zu bewegen als zweimal, und besser sich viermal pro Woche zu bewegen als dreimal. Aber wenn Sie sich zum Beispiel nur einmal in der Woche aufraffen, Laufen oder Wandern oder ins Fitnessstudio zu gehen, dann ist das sogar Stress für den Körper, weil ja der Körper auf einmal eine Anforderung leisten muss, die er nicht gewohnt ist, und weil Sie auch noch ein schlechtes Gewissen haben, weil Sie sich ja die ganze Woche nicht bewegt haben. Weil Sie sich ja schon so auf die Bewegung am Wochenende freuen, *übertreiben* Sie und das bedeutet wiederum Stress für den Körper, obwohl Sie ja diesen Stress eigentlich abbauen wollen! Denken Sie ans Zähneputzen: Wenn Sie nur einmal die Woche, zum Beispiel am Sonntag, eine Stunde lang die Zähne putzen, sonst aber die ganze Woche nicht, dann irritieren Sie das Zahnfleisch durch die einstündige Bürsterei und ruinieren Ihren Zahnschmelz. Wenn Sie jedoch täglich, und noch besser zweimal täglich die Zähne putzen, dann hat das einen sehr positiven Effekt auf den Zustand Ihrer Zähne. Sie entwickeln ein tägliches Ritual, das dann einfach zum Tagesablauf dazugehört und Sie werden nach einiger Zeit nicht mehr darüber nachdenken, sich die Zähne zu putzen. Sie werden es einfach tun. – Und genau so sollte es mit Bewegung auch sein. Sie sollten es einfach tun, ohne darüber groß und lange nachdenken zu müssen, ohne sich lange zu fragen, ob man denn heute *Lust* hat, sich zu bewegen. Wenn Sie

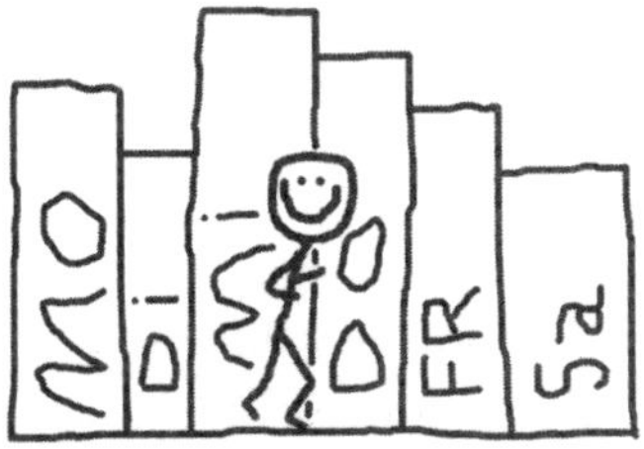

sich die Frage stellen, haben Sie zumeist schon verloren … Also, nicht lange fragen, einfach tun! Und damit es ganz natürlich und selbstverständlich wird, sollte die Bewegung so gut wie möglich in den ganz normalen Tages- und Wochenablauf integriert sein. Wenn Sie täglich in die Arbeit müssen, dann eben gleich mit Bewegung! Irgendwann wird es dann normal, dass Sie sich bewegen müssen, um an ihre Arbeitsstätte zu gelangen, und Sie werden nicht mehr lange darüber nachdenken.

Aus Studien wissen wir heute, dass auch Erkrankungen, die wir im Westen niemals mit Bewegung in Verbindung gebracht haben, durch regelmäßige Bewegung einen deutlich günstigeren Verlauf nehmen. Zum Beispiel wird bei Krebserkrankungen heute auch schon in der Phase der Chemotherapie und der Bestrahlung empfohlen, sich gut und regelmäßig zu bewegen. Auch bei Morbus Parkinson kann konsequente regelmäßige Bewegung den Krankheitsverlauf verzögern. Auch bei den häufigsten Demenzformen (vor allem der so genannten vaskulären Demenz, bei der es zu einer Minderversorgung des Gehirns mit Blut kommt, aber auch bei der Alzheimer-Demenz) sollte tägliche Bewegung Teil des Therapie-Konzepts sein. Auch bei den verschiedensten Formen psychischer Erkrankungen wie Depression, Panikattacken, Essstörungen, ist tägliche entspannte Ausdauerbewegung die beste Medizin. Und auch bei den verschiedensten Suchtformen hilft tägliche entspannte Bewegung den Tagesablauf gut und gesund zu strukturieren und den Körper wieder zu kräftigen. Früher war eine gängige Form der Therapie die Bettruhe, wie wir sie auch heute noch bei schweren Infekten einhalten. Zumeist aber ist frühzeitiges Aufstehen und Bewegung viel besser als Inaktivität!

Welche Form der Bewegung ist die beste?

Jede Form, die Ihnen Spaß macht und Ihnen keine Schmerzen oder Beschwerden verursacht. Wenn Ihnen die tägliche Bewegung keine Freude bereitet, werden Sie sich zwei Monate mir oder Ihrem anderen Arzt zuliebe, drei Monate sich selbst zuliebe bewegen und dann wieder aufhören. Es gibt so viele Möglichkeiten, sich täglich gut zu bewegen. Damit die Bewegung einen dauerhaften körperlichen Trainings- und damit auch Gesundheitseffekt hat, sollte die Bewegung mindestens eine halbe Stunde täglich sein und Sie sollten auch schon leicht zu schwitzen anfangen als Zeichen, dass Ihr Körper gut durch- und aufgewärmt ist. Das Gaufen – das heißt die Bewegung – in den Alltag und in Ihren Arbeitsweg einzubauen, ist nur *ein* Vorschlag und *eine* Möglichkeit von vielen. Doch wenn Sie ansonsten weder Zeit noch Lust haben, sich regelmäßig zu bewegen, dann gaufen Sie, dann brauchen Sie nicht weiter übers Bewegen nachzudenken. Sie können aber auch täglich gaufen und sich trotzdem zusätzlich bewegen, zum Beispiel irgendeinen Sport treiben, der Sie anspornt, der Sie mit netten Menschen zusammenbringt, der Ihnen Spaß verschafft – so wie all die Ballspiele von Fußball, Handball, Tennis, Badminton, Squash oder Tischtennis, Trampolinspringen oder die klassischen Ausdauersportarten wie Schwimmen, Joggen, Radfahren, Nordic Walking, Rudern, Langlaufen, Inlineskaten, Wandern gehen, auf den Berg gehen oder die asiatischen Bewegungsformen wie Yoga, TaiQi, TschiGong oder Kampfsport wie Boxen, Kickboxen, Karate, WuShu, Judo oder jede Form von Gymnastik mit oder ohne Musik oder Tanzen oder ins Fitnessstudio gehen und auch zusätzlich zur Ausdauer die Kraft trainieren. Welche Bewegung auch immer Sie wählen, lernen Sie die *richtige Technik*, damit Sie sich nicht verletzen oder unnötig belasten oder quälen! So habe ich selbst etwa ein Jahr konsequentes Schwimmtraining genossen, um dann endlich richtig und entspannt kraulen zu können. Und lassen Sie sich helfen, wenn Sie bemerken, Sie kommen bei einem Sport oder bei einer Bewegung an Ihre Grenzen, sei es, dass Sie längere Strecken laufen wollen, sei es, dass Sie Yoga aus einem Buch oder nach einer DVD lernen. Der persönliche Kontakt mit einem Lehrer, mit einem, der das schon viel, viel länger als Sie macht, ist wichtig. Oft sind kleinste Korrekturen ihres Lehrers, als würden sich neue Türen und Möglichkeiten für Sie auftun. Man erkennt nur, was man kennt. Nur wenn Sie um alle Möglichkeiten der Technik wissen, können Sie und Ihr Körper frei entscheiden, welche Form der Technik für Sie die Richtige ist. Lernen Sie also, sich richtig zu bewegen, richtig zu laufen, richtig zu gehen. Und dieses Buch soll einmal ein Anfang in die richtige Richtung sein …

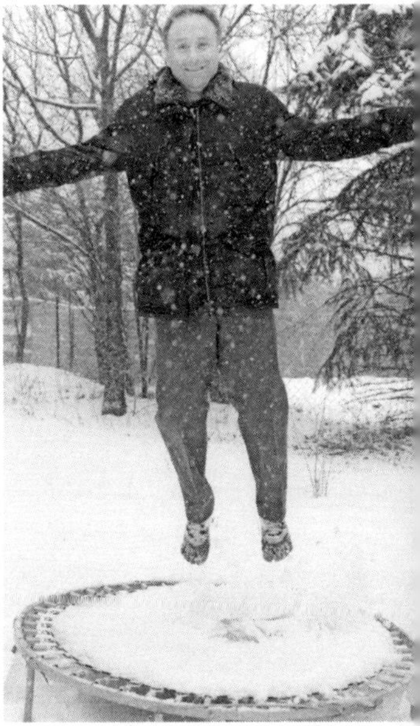

Was immer Sie an Bewegung machen wollen, bewegen Sie sich täglich! Täglich ist das Zauberwort. Das kann ja auch jeden Tag eine andere Sportart oder Bewegungsform sein. Es soll Sie entspannen, trainieren, Ihnen Lebensfreude geben, Sie in die Natur hinausführen und mit unserer Natur in Kontakt bringen, es soll Sie glücklich machen. Am Anfang steht oft der Schweinehund, den es zu überwinden gilt. Aber wenn die Kugel der Bewegung einmal läuft, dann läuft Sie. Denken Sie daran, dass die tägliche

Bewegung die Voraussetzung ist für Gesundheit, wie das Zähneputzen für gesunde Zähne. Dafür gibt es unzählige Belege aus Studien und Erfahrungen.

Daran gibt es nichts zu rütteln. Punkt.

Was ist der Vorteil des Gaufens gegenüber dem Radfahren oder Gehen?

Das Gaufen hat einen Trainingseffekt auf den Körper, der dem Laufen gleichkommt. Sie können sehr gerne mit dem Rad in die Arbeit fahren oder flott in die Arbeit gehen wie beim Nordic Walking. Um einen vergleichbaren körperlichen Trainingseffekt zu haben, müssen Sie beides etwa zwei- bis viermal so lange machen. Eine halbe Stunde sanftes Laufen wie beim Gaufen entspricht etwa eineinhalb Stunden entspannt, aber flott mit dem Rad in der Stadt zu fahren oder ein bis eineinhalb Stunden schnell (und damit unphysiologisch und damit für den Bewegungsapparat auf hartem Untergrund belastend…) zu gehen. Gaufen hat gegenüber dem Radfahren den Vorteil, dass Sie eine gute aufrechte Körperposition einnehmen, den gesamten Bewegungsapparat sanft trainieren, durch das Barfüßige (siehe nächstes Kapitel) die gesamte Wirbelsäule mit ihren Muskeln in ihrer Stütz- und Haltefunktion kräftigen und gleichzeitig entspannen, durch die freie Beweglichkeit der Hände den Schultergürtel und die Halswirbelsäule mit ihrem Muskelapparat entspannen. Und genau dieser Bereich ist es, der bei vielen von uns, die den ganzen Tag sitzen und den Computer bedienen, angespannt und starr ist. Und das ist auch der Nachteil des Nordic Walking: Die Hände und Unterarme sind durch das Halten der Gehstöcke angespannt und leicht verkrampft. Ich habe schon mehrere Menschen behandelt, um ihr Carpaltunnelsyndrom (eine entzündliche Verengung des Sehnenkanals im Handgelenksbereich mit Irritation der Nerven und deshalb Schmerzen und Bewegungseinschränkung), das sie sich vom Stöcke halten beim Nordic Walking eingeheimst haben, wieder loszuwerden.

Gaufen ist auch Entspannung, ist auch ein sanftes Aufwärmen des gesamten Körpers für den Arbeitstag.

Und so geht's:
Wir beginnen zu Gaufen …

Sie werden sehen, es ist ganz einfach. Sie brauchen jetzt ein bisschen Platz, um ein paar Geh- und Laufübungen machen zu können. Und richten Sie sich ihre »normalen« Gehschuhe und Laufschuhe her. Aber zunächst beginnen wir *barfuß*. Also, bitte Schuhe und Socken ausziehen und los geht's:

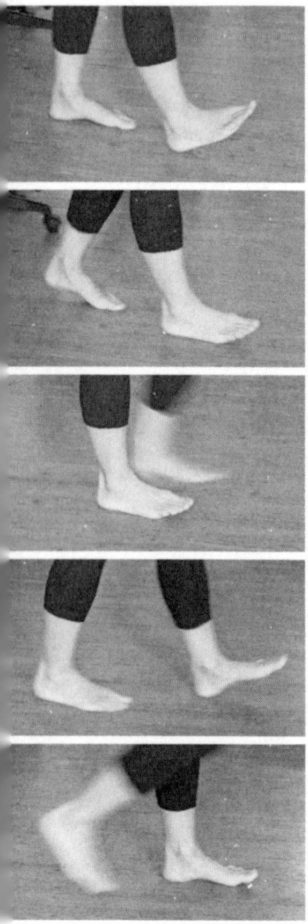

1. Bitte gehen Sie ganz entspannt im Zimmer herum, so wie Sie sonst auch gehen. Was fällt Ihnen bei Ihren Füßen auf? Richtig! Sie kommen mit einer Ferse auf, dann wandert der Fuß unter Ihrem Körper durch, und dann kommen Sie mit der anderen Ferse auf, und so weiter. *Das ist Gehen*. Das normale Gehen ist ein Fersengehen. Was passiert mit Ihren Knien beim Gehen? Das Bein, dessen Fuß mit der Ferse aufsetzt, streckt das Knie durch. Dann wandert der Fuß unter dem Körper durch, dann setzt die zweite Ferse auf, das Knie dieses Beins gestreckt, und so weiter. Was passiert mit den Hüften? Versuchen Sie einmal wie die Models am Laufsteg zu gehen, also Hüften »schwingen«: Die linke Ferse setzt auf, das linke Knie gestreckt, während das linke Bein unter dem Körper durchwandert schwingt die linke Hüfte nach links hinaus. Dann kommt die rechte Ferse und so weiter. Schaut lustig aus, fühlt sich aber gut an. – Und jetzt probieren Sie, die Hüften ganz starr zu halten. Die Ferse setzt gleich viel lauter und steifer auf, oder? Was ich Ihnen damit zeigen möchte, ist, dass beim

Gehen die Hüfte und die über das Ileosacralgelenk damit verbundene Lendenwirbelsäule die »harte« Bewegung der Ferse sanfter machen und ausgleichen, vorausgesetzt, es ist eine gute Beweglichkeit in der Hüfte und Lendenwirbelsäule vorhanden. Zur Wiederholung: Im Schritt kommen Sie mit der Ferse auf.

2. Und jetzt beginnen Sie ganz langsam zu laufen, wie Sie eben sonst auch laufen, ganz entspannt, im Raum hin und her. Womit setzen Sie auf? Mit ihrer Ferse, mit der Fußaußenkante oder vorne mit dem Fuß? Wo ist ihr Schwerpunkt? Über dem Becken, davor oder dahinter? Beobachten Sie einfach, wie ihre »normale Lauftechnik« aussieht.

3. Und jetzt bleiben Sie stehen und beugen den Oberkörper so lange vor, bis Sie gezwungen sind, einen Fuß nach vorne zu setzen, um nicht nach vorne zu fallen. Womit setzen Sie den Fuß auf, Ferse oder Vorderfuß? Es wird automatisch der Vorderfuß sein, weil Sie mit diesem auch gleich gut abfedern können.

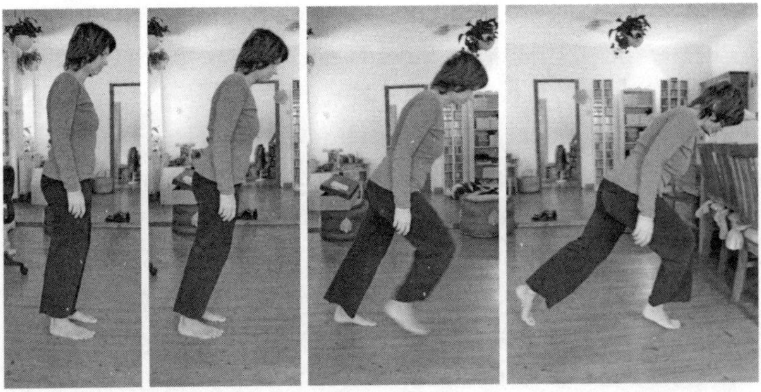

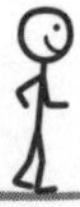

4. Und jetzt beginnen Sie ganz langsam zu Gehen und vom Gehen ins Laufen überzugehen, *indem Sie den Körper etwas vorwärts neigen*, ohne die Stabilität im Becken aufzugeben. Was passiert mit dem Fuß? Was passiert mit dem Körper? *Intuitiv* werden Sie den Körper ein bisschen vorwärts neigen. Also, Sie beugen leicht vor, verschieben Ihren Schwerpunkt ein bisschen nach vorne, dadurch kommen Sie mit Ihren Füßen auch nach vorne, auf Ihre Zehenballen, und Sie werden mit dem Ballen, also mit dem Vorfuß aufsetzen. Wenn Sie jetzt ganz langsam laufen, funktioniert der Fuß wie eine Feder: Sie setzen mit dem linken Vorfuß auf, die Feder, nämlich die Achillessehne, spannt sich, dann wandert der linke Fuß unter dem Körper durch und bevor der rechte Fuß aufsetzt, federt die Achillessehne in die Höhe und gibt die zuvor gespeicherte Energie wieder an den Fuß ab. Dann setzt der rechte Vorfuß auf, die Achillessehne speichert wieder die Energie der Abwärtsbewegung des Körpers, um diese dann wieder nach dem Durchwandern des rechten Fußes unter dem Körper an den Fuß zum Abfedern zurückzugeben. Das ist die Bewegung des Laufens. Wenn Sie jetzt ganz, ganz langsam diese Laufbewegung vollziehen, schwingen Sie quasi von einer »Sprungfeder« zur anderen. Es gibt also eine Landephase des linken Fußes, dann eine Wegfederphase des linken Fußes, dann eine Landephase des rechten Fußes und so weiter. Die Definition des Laufens besagt, dass es dann nach der Wegfederphase noch eine Flugphase gibt, einen kurzen Moment, da weder der linke noch der rechte Fuß mit der Erde in Berührung steht. Der Sinn des Laufens ist es, ganz kurz *zu fliegen*. Wenn Sie jetzt einmal bei dieser geringen Geschwindigkeit »laufen«, werden Sie bemerken, dass es kurz nach dem Übergang vom Gehen noch keine Flugphase gibt, Sie also per definitionem noch nicht Laufen. Trotzdem federn Sie von einem Vorfuß zum andern, so wie man das beim Laufen macht. Und genau diese Zwischenstufe nenne ich

GAUFEN: nicht mehr ganz gehen und noch nicht ganz laufen. Wenn Sie danach etwas schneller ihre Bewegung ausführen, wird irgendwann ganz unscheinbar auch die Flugphase dazukommen. Sie werden, wie beim Laufen, bei jedem Schritt ganz kurz fliegen. Auch das ist *GAUFEN*. Sie dürfen ruhig fliegen! Wichtig ist nur, diesen entspannten Zustand der Bewegung von einem Vorfuß auf den anderen mit der beschriebenen Feder beizubehalten. Sie werden den Unterschied, ob Flugphase oder nicht, kaum bemerken. Sie bewahren sich das Gefühl des *anstrengungsfreien Schwebens*. Was passiert mit den Knien? Sie sind leicht gebeugt und tragen zur Federwirkung bei. Was passiert mit Hüfte und Lendenwirbelsäule? Diese sind mehr nach vorne ausgerichtet und halten Stabilität. Je mehr es vom Tempo her in Richtung Gehen geht, desto angenehmer ist das »Model-Hüftschwingen«. Je schneller Sie werden und schon fliegen, desto angenehmer ist eine gestützte Hüfte mit einer Federwirkung in der Lendenwirbelsäule. Da können Sie probieren, bei jedem Schritt etwas ins Hohlkreuz zu gehen, das heißt den Bauch nach vorne zu schieben , und je nachdem, wie beweglich ihre Wirbelsäule ist, werden Sie das »Bauch nach vorne« als angenehme Federung in der Wirbelsäule (eher die Variante bei uns Männern) oder als zu viel (eher die Variante bei vielen Frauen, die dann leicht ins Hohlkreuz fallen) und damit unangenehm empfinden.

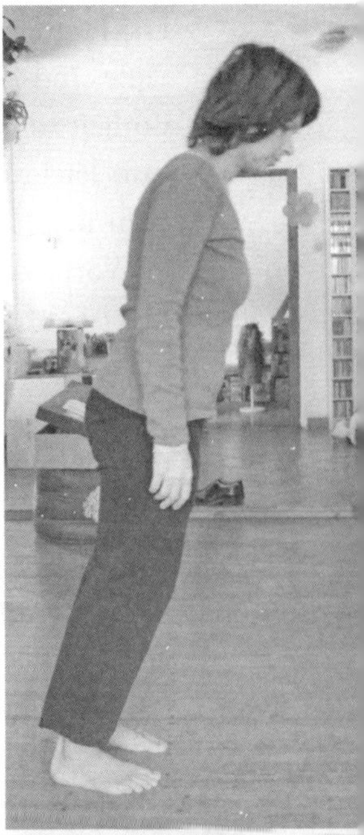

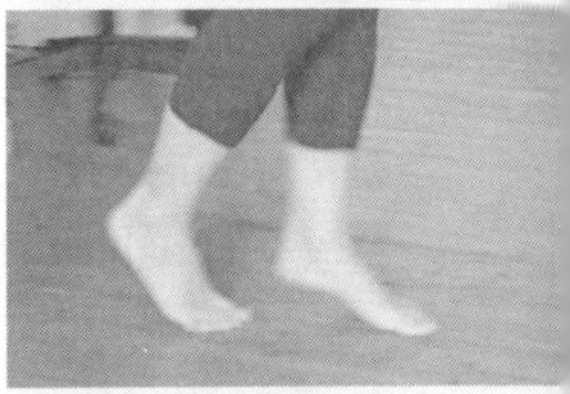

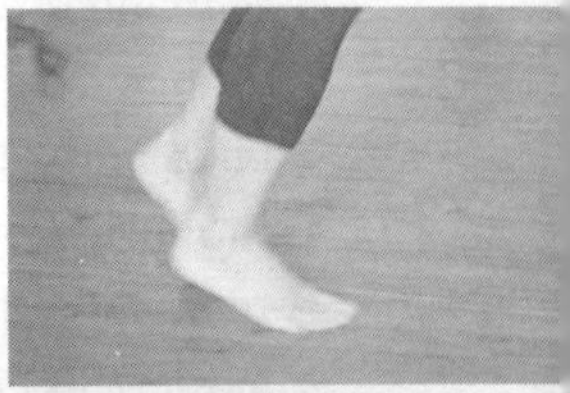

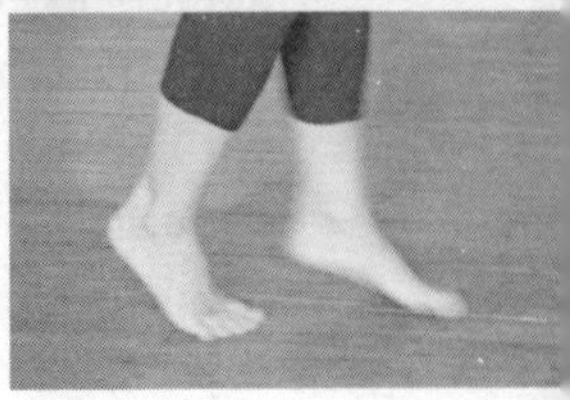

Die Hüfte mit dem (Ileosakral) Gelenk und die Lendenwirbelsäule sind eine Funktionseinheit. Das Wichtige ist, dass diese Einheit »durchlässig« ist. Und das bedeutet, dass die Bewegung ganz leicht und natürlich den Weg über ihr Bein in ihren Rücken findet. Wenn Sie dann länger gaufen, kann es sein, dass ihr Vorfuß auf den Boden »klatscht«, also ein Geräusch macht. Das ist gut so! Beim Fersenlaufen mit Schuhen achten die meisten Läufer darauf, nur ja kein Geräusch zu machen. Dann laufen Sie so richtig rund, meinen Sie, und das wäre optimal, meinen Sie. – Nein, klatschen Sie ruhig mit ihrem Vorfuß auf den Boden! Beobachten Sie einmal Kinder, wenn sie laufen. Kinder denken nicht darüber nach, sie laufen einfach, und da klatscht's von einem Fuß zum anderen, *obwohl* sie Schuhe oder Sportschuhe haben. Kinder schaffen es meist noch, trotz ihrer Schuhe die natürliche Lauftechnik anzuwenden! Das Klatschen aktiviert einfach ihren Fuß, sodass er den Untergrund gut spürt, es durchblutet ihn besser und weckt ihn auch gleich auf, damit er wach und achtsam bleibt. Die Federwirkung des Fußes mit der Achillessehne funktioniert nichtsdestotrotz! Also, ruhig Klatschen! Denken Sie an ein Pferd, das in der Stadt auf Asphalt eine Kutsche zieht; in Wien haben wir da die Fiaker: Das Pferd schlägt richtig fest mit dem Huf(eisen) auf den harten Untergrund. Früher habe ich mir immer gedacht, dass das Traben der Pferde in der Stadt die Beine ja total überbeanspruchen müsste, weil die Hufe so hart aufschlagen. Doch die Evolution hat ein geniales Pferdebein erschaffen! Das Pferd läuft nicht nur auf dem Vorfuß, sondern noch weiter vorne am Fuß, auf jeweils einer Zehe! Damit es durch den harten Untergrund keine Verletzungen gibt, stülpt sich die harte Hornschicht, die wir Huf nennen, darüber (der Huf entspricht also unserem Zehennagel). Der Mensch nagelt dann noch ein Hufeisen darauf, damit der harte Untergrund den Huf nicht beschädigt. Und dann schwebt das Pferd von Zehe zu Zehe. Beim Trab, der unserem Laufen entspricht, kommen immer die schräg gegenüberliegenden Hufe gemeinsam auf. Das Pferd wippt quasi diagonal durch seinen Schwerpunkt. Um den Aufprall des Hufes mit all seiner Energie aufzufangen und wieder in die Bewegung zurückzuführen, verwendet das Pferdebein einerseits »unsere« Feder mit Fuß und Achillessehne und dann auch noch die Federung der Finger mit den Gelenken und deren Sehnen, die beim Pferd so entwickelt sind, dass sie jeweils wie eine zusätzliche Achillessehne funktionieren. Die perfekte Federkette! Und noch ein Tier hat die Vorfußlauftechnik perfektioniert: der Hund. Auch er trabt auf seinen Zehen. Das Hundebein federt auf vier Zehen, der »Daumen« ist durch die Evolution am Bein entlang hinten hochgezogen worden, sodass der Schwerpunkt des Beins gut nach vorne auf die vier Zehen geht und nicht mehr nach hinten auf den Daumen. Versuchen Sie das, was ich gerade umständlich erklärt habe, mit ihrer Hand am Tisch nachzuspielen: Zunächst »laufen« ihre beiden Hände mit fünf Fingern nach vorne gestreckt, und dann ziehen Sie den Daumen nach hinten hinauf (wie wenn Sie einen großen Ball greifen wollen) und »laufen« jetzt mit ihren Händen mit vier Fingern. Sie merken, dass der Arm mehr nach vorne kippt und dass die Finger und deren Sehnen viel aktiver in den Bewegungsprozess integriert sind. Sie »bauen« quasi zusätzliche Federn ein. Genau diese beiden Tiere, Pferd und Hund, sind uns auch beim Ausdauerlaufen überlegen. *Die idealste Lauftechnik ist immer die natürlichste!* Dann nutzen wir alle Ressourcen des Körpers perfekt aus und laufen so anstrengungsfrei wie möglich.

Zur Wiederholung: Beim Gehen gehen Sie über die Ferse, beim Barfußlaufen laufen Sie über den Vorfuß. Da Sie beim Gehen ja nicht fliegen und damit nicht so starke Kräfte frei werden, wenn Sie wieder landen, genügt die weiche Ferse, um abzufedern. Das geniale System der Federung über die Achillessehne (mit Energiespeicherung beim Abheben und Energierückführung beim Landen) ist beim Gehen nicht notwendig und funktioniert auch nicht.

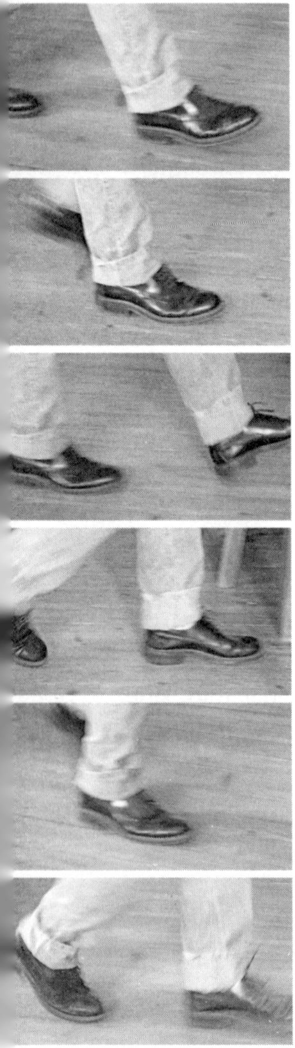

5. Und jetzt zum nächsten Schritt. Ziehen Sie bitte ihre gewohnten Gehschuhe an, schöne Schuhe mit Absatz zum Beispiel, und jetzt machen Sie die gleichen Übungen wie zuvor, jedoch mit ihren Gehschuhen: Gehen Sie zunächst langsam durch den Raum. Auch mit Ihren Schuhen wird ihr Fuß mit der Ferse auf dem Boden aufsetzen, unter ihrem Körper durchwandern und so weiter. Die Gehbewegung funktioniert. – Und jetzt beginnen Sie langsam zu laufen, indem Sie sich etwas nach vorne lehnen, ihren Schwerpunkt etwas nach vorne verlagern, ohne die Stabilität in ihrem Becken aufzugeben. Was passiert? Mit welchem Teil des Fußes setzen Sie am Boden auf? Mit dem Vorfuß? Mit der Mitte, dem Fußgewölbe? Mit der Ferse? Bei meinen Gehschuhen setze ich sofort mit der Ferse auf. Das heißt, mein Gehschuh verhindert meine natürliche Laufbewegung. Der Fuß ist wie in Gips gegossen und ich kann nicht mit den Vorderfüßen aufsetzen, ich kann meine natürlichen Federn aus Fuß und Achillessehne nicht einsetzen. Von Weichheit und Abfedern ist beim langsamen Laufen keine Spur. Bei mir kommt die Ferse *hart* am Untergrund auf und da ich den Schwerpunkt nicht nach vorne bekomme, holpere ich dahin … Und bei Ihnen? Wie gut lassen *Ihre* Gehschuhe Ihr langsames Laufen zu?

Wie weit können Sie mit Ihren Gehschuhen auf dem Vorfuß landen und ihre sanfte Barfuß-Langsamlauftechnik anwenden? Gar nicht? Vielleicht denken Sie jetzt: Na ja, diese Schuhe sind auch nicht dazu da, dass ich damit laufe. Da haben Sie Recht. Aber denken Sie an die Erfahrungen, die Sie beim Gehen in der Stadt mit *diesen* Schuhen schon gemacht haben. Erinnern Sie sich zum Beispiel an eine Situation, in der Sie es so richtig eilig haben, weil Sie verschlafen haben, morgens zu lange herumgetrödelt haben, weil die U-Bahn so lange nicht gekommen ist, weil die Kinder einfach nicht aus dem Bett zu kriegen waren, und, und, und. – Und weil Sie es so eilig und gerade den chinesischen Spruch »Wenn man es eilig hat, soll man langsam gehen« nicht parat haben, gehen Sie so schnell wie möglich. Sie bleiben also zunächst in der »Gehtechnik« (Sie erinnern sich: mit den Fersen aufsetzen, gestrecktes Bein und durchgestrecktes Knie. Und weil Sie es eilig haben werden Sie ihre Hüften auch nicht anmutig catwalk-like schwingen sondern das Becken »erstarren« lassen). Sehr bald merken Sie, dass ihre Beinmuskulatur zu schmerzen und sich zu verkrampfen beginnt (vor allem der Musculus Peroneus, das ist jener Muskel vorne und seitlich am Unterschenkel, und je nach Ihrer persönlichen Stresslikeschnellgehtechnik noch so manch anderer Muskel von der Zehe über den Rücken bis zum Kopf hinauf!). Ihre Schuhe sind offensichtlich für »langsames entspanntes Gehen« geschaffen, aber sobald Sie unnatürlicherweise zu schnell mit ihnen werden, verhindern sie, dass sich ihr Bewegungsapparat an die neue Bewegungsform optimal anpassen kann. Und weil gerade ihre Unterschenkelmuskel schmerzen, sie auf ihre Armbanduhr (oder heute eher ihr Handy) schauen und deshalb auch zu Schwitzen anfangen, beginnen Sie zu traben, so wie ein Pferd oder ein Hund zu traben beginnt, sobald die Geschwindigkeit zu hoch wird für den Gang »Gehen«. Und was passiert dann mit Ihnen? »Platschplatsch« schlagen ihre Fersen den Asphalt, so als wollten sie ihn wegstemmen, und Sie erhöhen ihr Tempo immer mehr. Sie verlängern die Flugphase des Laufens immer mehr, und irgendwann funktioniert es, trotz anstrengender Bodentechnik, aber eben deshalb, weil Sie den Kontakt mit dem Boden so gering wie möglich halten. Und endlich sind Sie am Ziel, endlich bei Ihrem Termin, durchgeschwitzt, außer Atem, aber da. Und vielleicht denken Sie in diesem Moment, dass Sie beim nächsten Mal, wenn Sie es so richtig eilig haben, wohl besser Ihre Laufschuhe anziehen … Und genau das machen Sie *jetzt*:

6. Bitte ziehen Sie ihre Laufschuhe an. Zunächst langsames Gehen. Wie fühlt es sich an im Vergleich zu barfuß gehen, mit den Gehschuhen zu gehen? Gut? – Machen Sie sich ihren Fersengang bewusst: Der Fuß setzt mit der Ferse auf, das Bein streckt durch, nächster Fuß und »Hüften schwingen«. Den gesamten Aufprall ihres Körpergewichts auf den Boden, bedingt durch die Schwerkraft, übernimmt ihre Ferse. Daher ist es eine sehr gute und clevere Idee, die Ferse stark zu polstern, wenn man dann mit ihr »aufschlagen« möchte. Und warum ist das notwendig? – Weil die Federwirkung des Fußes mit der Achillessehne beim Fersengang nicht funktioniert. Da wird keine Energie gespeichert in der Achillessehne, wenn diese gar nicht gespannt wird, keine Energie dem Körper wieder rückgeführt, wenn er bei der Fortbewegung abhebt. Vielleicht sollten Sie jetzt gleich noch ausprobieren, wie es sich anfühlt, wenn Sie mit ihren Laufschuhen schnell gehen, so wie gerade zuvor in dem Beispiel mit dem spät dran sein (und vielleicht ist es eine gute Idee, nun doch das Wohnzimmer zu verlassen und hinauszugehen, um ein wenig mehr Platz zur Verfügung zu haben …): Es funktioniert, über die Ferse, ohne energie- und verschleißschonende Federwirkung der Füße, mit durchgestreckten Beinen, ohne Flugphase. Denken Sie an Hunde und Pferde: Bei

diesem Tempo wäre ein Hund schon längst in Trab gefallen, weil es ab einem bestimmten Tempo die natürlichere Bewegung ist. Und dieser Trab entspricht unserem Laufen. Also nächste Übung, ruhig gleich aus dem schnellen Gang heraus: Neigen Sie den Körper etwas nach vorne und beginnen Sie langsam zu traben, zu laufen. Und, wo kommen Sie mit den Füßen auf? Erinnern Sie sich an die natürliche Lauftechnik: mit dem Vorderfuß aufkommen. Können Sie bei langsamem Lauf mit ihren Laufschuhen vorne beim Fuß aufsetzen ohne dass es sich »sehr komisch« anfühlt? Ich kann's bei meinen Schuhen nicht. Meine »teuren« Laufschuhe sind vor allem im Fersenbereich so gut gepolstert und

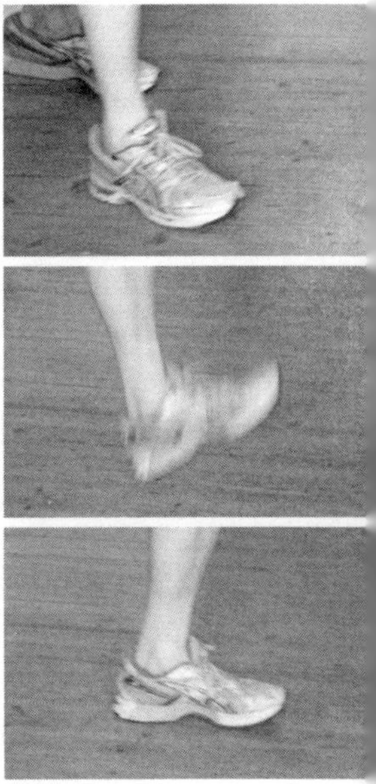

stabilisiert, dass ich über die Ferse irgendwie nicht auf meinem Vorfuß landen kann, sondern immer bei der Ferse »hängen« bleibe. »Teure und gute« Laufschuhe sind so konzipiert, dass Sie automatisch über die Ferse laufen, mit der Ferse aufkommen. Und Sie sind dann so gut gepolstert, dass der Aufschlag der Ferse auf dem Boden aus dem Flug heraus so wenig wie möglich Erschütterung an den Körper weiterleitet. DAS können diese Schuhe gut, nur dass der Fersenlauf NICHT unser natürlicher Laufstil ist: Was ist mit der so aufwendig von der Natur erschaffenen »Fußfederung«? Diese Erfindung ist so genial, dass Lauftiere wie Pferd und Hund gleich auf den Zehen gehen, um nicht nur die Achillessehne, sondern auch die Zehen und anderen Fußsehnen als Energiespeicher, als Federn nutzen zu können. Also, ich kenne ihren Laufstil natürlich nicht, aber aus Erfahrung, wenn Sie in unserer Übung ganz langsam zu laufen beginnen, werden Sie nicht auf dem Vorfuß landen wie beim Barfußlaufen, sondern über die Ferse abrollen, WENN

Sie »teure und gute« Laufschuhe verwenden. Und warum ist das so schlimm? Weil es nicht natürlich ist, so zu laufen. Und wenn Sie ihren Körper längere Zeit hindurch eine unnatürliche Bewegung ausführen lassen, wird sich ihr Körper wehren und Sie werden Beschwerden bekommen wie zum Beispiel Schmerzen und Entzündungen *irgendwo* in ihrem Bewegungsapparat, von der Zehe über das Fußgewölbe über das Sprunggelenk über den Unterschenkel über das Knie über den Oberschenkel über das Becken mit Hüftgelenk und das Ileosakralgelenk über Lendenwirbelsäule, Brustwirbelsäule, Halswirbelsäule, Schultern bis zum Kopf. Suchen Sie sich einfach eine Stelle aus, *ihre* Schwachstelle, und dort wird es dann Probleme geben …

Unser Fuß

Von manchen »Spezialisten« der 80er- und 90er-Jahre des vorigen Jahrhunderts schon als »Missbildung der Evolution« abgetan, welche man durch konsequente Korrektur mit schuhwerklichen und orthopädischen Maßnahmen an unser heutiges Leben anpassen muss, ist er ein grandioses Wunderwerk der Feinmechanik, der Präzision, der Physik, der Stabilität der Reduktion auf das Wesentliche. 33 Muskeln, 28 Knochen, 19 Bänder und hunderttausende Nervenendigungen formen unseren Fuß. Dieser ist unsere Verbindung mit der Erde. In jeder Sekunde, in der Sie auf ihnen stehen oder mit ihnen gehen oder laufen, senden die Fußsohlen über die Nervenendigungen tausende Impulse zu Rückenmark und Gehirn, um den Körper in einer aufrechten Haltung zu stabilisieren. Versuchen Sie einmal auf den Händen zu gehen, so wie Sie auf den Füßen gehen. Die Fläche der Hände ist vergleichbar mit den Fußsohlen. Bei den Händen merken sie sofort, wie schwierig und großartig die Leistung der Füße, unseres Gehirns ist. Etwas, das

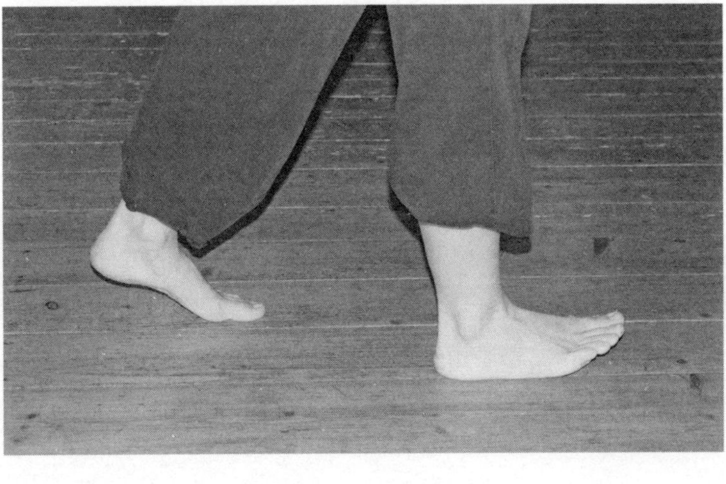

wir als selbstverständlich betrachten, ist eine großartige Leistung. Denken Sie an ein Kleinkind, das zu gehen beginnt: all die vielen Versuche, all die vielen Vorübungen, die das Kleinkind ausführt, um schön langsam immer kräftigere Beine und Füße zu bekommen. Und die Freude des Kindes (und der Eltern), wenn der oder die Kleine dann geht! Und wenn ein Kind einmal geht, dann ist das Laufen nicht mehr weit! Wenn Sie Kinder beobachten, sehen Sie, dass ihre bevorzugte Bewegungsform das Laufen ist. Laufen ist viel leichter als Gehen und es macht viel mehr Spaß. Laufen ist wie fliegen, und wenn wir Kinder beobachten, sehen wir ihren SHEN – ihr Leuchten, wenn sie fliegen … Unser Fuß bildet mit dem Bein und der gesamten Wirbelsäule eine große biomechanische Einheit. Alles ist wohl überlegt und gut durchdacht. Und am besten funktioniert dieses Wunderwerk unseres »Bewegungsapparates«, wenn wir uns »so wenig wie möglich einmischen«, wenn wir so wenig wie möglich Korrekturen anbringen, wenn wir jedem einzelnen Gelenk und jedem einzelnen Band in dieser langen Bewegungskette von den Zehen bis zum Kopf die ganze freie Beweglichkeit lassen. Kinder trainieren ihren Bewegungsapparat ganz natürlich, da läuft ein Programm der Evolution in ihnen ab. Wir Erwachsene bringen dann die Korrekturen an, indem wir den Bewegungsradius der Kinder in den Städten und unseren Wohnungen einschränken und indem wir ihnen Schuhe geben. Beobachten Sie, wie Kinder laufen: so, als hätten sie gar keine Schuhe an. Sie platschen gut mit Vor- oder Mittelfuß am Boden auf, halten ihren Körperschwerpunkt genau dort, wo er hingehört, OBWOHL wir mit unserm Schuhwerk genau das zu verhindern versuchen. WIR können das mit solchen Schuhen nicht mehr. Uns fehlt dieses Mehr an Beweglichkeit mit dem wir technische Einschränkungen durch Schuhe wegstecken könnten. Irgendwann resigniert der Fuß, der Körper, und unterwirft sich der Kandare, fügt sich in die Bewegungseinschränkung ein. Und dann beginnen die Fehlhaltung, die Fußfehlstellung, die Fehlbelastung ihren Lauf zu nehmen. Und weil

Bewegung so weniger Spaß macht, wollen die Kinder sich auch oft weniger bewegen. Das Gegenteil von gut ist gut gemeint. Wir meinen es gut, und die Kinder verlernen das natürliche Gehen und Laufen …

Machen wir noch einmal unsere Übung, um uns das Wunderwerk Fuß besser zu verinnerlichen:

1. Stehen Sie – barfuß, ruhig – auf ihren nackten Sohlen. Wenn wir stehen, ruht das gesamte Körpergewicht auf unseren zwei Fersen, den Fußballen und den Fußaußenrändern. Der Mittelfuß mit dem Fußgewölbe und der Vorfuß mit den Fußballen stabilisieren, balancieren und übernehmen einen Teil des Gewichts. Der Schwerpunkt des Körpers befindet sich über den Fersen. Greifen Sie einmal an ihre Ferse: Können Sie von unten her das Fersenbein, den Calcaneus, und seinen Höcker, den Tuber calcanei, auf dem das ganze Körpergewicht ruht, spüren? – Nein, so dick ist der »Weichteilstrumpf« aus Bändern, Muskeln, Bindegewebe und Hornhaut über ihm, weich, damit der Körper darauf weich ruhen kann.

2. Jetzt beginnen Sie, langsam zu gehen: Sie setzen mit der rechten Ferse am Boden auf, der Fuß wandert unter ihrem Körperschwerpunkt nach hinten, sie setzen mit der linken Ferse auf und so weiter. Wenn Sie langsam gehen, funktioniert die Ferse wunderbar als weiches »Luftkissen«, um den Aufschlag des Körpers mit der Ferse zu dämpfen, um zu verhindern, dass die Vibrationen des Aufschlags direkt auf den Körper übergehen und ihn »erschüttern«. Das Körpergewicht wird beim Gehen dann auf Mittel- und Vorfuß verteilt.

3. Jetzt gehen Sie bitte immer schneller. Ab einem bestimmten Tempo schlägt die Ferse schon so hart am Boden auf, das Sie die Erschütterung des Aufschlags im ganzen Körper spüren,

was wir als unangenehm empfinden. Natürlicherweise werden wir, vergleichbar mit dem Auto, den nächsten Gang einlegen, und das ist beim Menschen der Trab, das Laufen. Sie neigen also den Körper etwas nach vorne, in die Richtung, in die Sie sich bewegen wollen, kommen mit dem Körperschwerpunkt etwas vor den Körper und verlagern automatisch das Körpergewicht mehr auf Mittel- und Vorfuß. Der Fuß wird bei der Laufbewegung auch automatisch weiter vorne aufsetzen, eben am Vorfußballen. Und ab da spüren Sie die Erschütterung des Aufschlagens unseres Fußes auf dem Boden nicht mehr, oder? Ab da übernimmt der Fuß die Dämpfung, die Abfederung der Erschütterung. Einerseits spannt sich die »Stahlfeder der Achillessehne« mit jeder Fuß-Bodenberührung und speichert die Energie unserer Schwerkraftbewegung als »kinetische Energie«, um diese in dem gleichen Zyklus der Laufbewegung wieder nach unten hin abzugeben, damit wir wieder vom Boden wegkommen (und fliegen können). Die Achillessehne schafft es, die Schwerkraft in Fliegen umzuwandeln… Andererseits funktioniert das Meisterwerk des Fußgewölbes als Federung. Greifen Sie einmal auf Ihre Fußsohle: Vor der Ferse ertastet man ein »halbes Gewölbe« oder eine »Kuppel«, wobei sich der Bogen der Kuppel von der Ferse zum Fußballen spannt. Die halbe Kuppel ist nach innen hin offen, nach außen hin zieht sie sich hinunter zum Boden. Stellen Sie sich ein Gewölbe aus Ziegeln vor, wie man sie zum Beispiel in Weinkellern findet. Stellen Sie sich vor, Sie stehen jetzt in so einem Weinkeller unter der Erde und blicken auf das Gewölbe über Ihnen: Lauter einzelne Ziegel werden mit Mörtel zu einem Gewölbe geformt und »schweben« quasi über Ihnen. Eine großartige Konstruktion, oder? Außen auf den Ziegeln ruht eine enorme Last, ruht das Erdreich. Und jetzt stellen Sie sich vor, dass ein riesiger Bagger genau in dem Moment, da sie in diesem unterirdischen Weinkeller sind, über den Weinkeller drüberfährt.

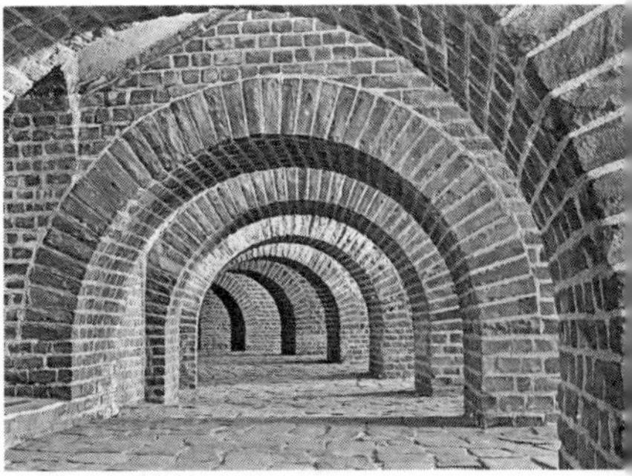

Durch das enorme Gewicht des Baggers werden die Ziegel fester gegeneinander gedrückt und das ganze Gewicht des Baggers wird auf die gesamte Kuppel verteilt. Ist das nicht genial? Je mehr Gewicht von außen auf das Gewölbe drückt, desto stärker und stabiler wird die Konstruktion! Bitte prägen Sie sich das Bild des Weinkellergewölbes gut ein. Dieses Gewölbe entspricht unserem Fußgewölbe. Unser Fußgewölbe bildet die Vorlage für das architektonische Konzept eines Gewölbes, einer Kuppel! Die »Ziegel« unserer Kuppel sind von vorne, der Zehenseite her gesehen die fünf länglichen Knochen des Mittelfußes (Metatarsus) und die sieben verschiedenst geformten Knochen der Fußwurzel. Sie alle sind durch Gelenke miteinander verbunden, vermörtelt durch einen straffen Bandapparat und zusätzlich verstrebt durch Sehnen und viele kurze Fußmuskeln. Und jetzt stellen Sie sich (natürlich nur bildlich) vor, ein Bagger fährt über ihr Gewölbe, sprich eine große Last fährt über die Kuppel drüber; eine große Last, wie sie zum Beispiel durchs Laufen zustande kommt: Die Ziegel aus Knochen werden fester gegeneinander geschoben, Bänder straffen sich vermehrt, die Muskeln werden aktiv und halten dagegen. Der Fuß hält der Belastung stand! Was braucht der Fuß also, um das Laufen »auszuhalten«? Ein starkes, »trainiertes« (an die Belastung gewöhntes) Fußgewölbe. Was werden Sie machen, wenn Sie in unserem Weinkeller stehen und wissen, dass bald ein Bagger über den Keller fahren wird? Werden Sie in der Mitte des Gewölbes eine Stütze errichten, eine Säule, um das Gewölbe zu stärken. Nein. Damit stärken Sie das Gewölbe nicht, im Gegenteil, sie schwächen es! Das Prinzip des Gewölbes ist es, das ganze darauf ruhende Gewicht über die Kuppelform auf das ganze Gewölbe zu verteilen. Wenn Sie in der Mitte eine Stütze bauen, funktioniert diese Kraftverteilung unter den vielen kleinen Ziegeln untereinander nicht mehr und es droht einzustürzen. Und was machen Sie als Läufer, um die Kraft ihres Gewölbes, ihres Fußgewölbes, zu verstärken? Errichten Sie in der Mitte eine Säule, so wie es moderne Laufschuhe tun, die das Fußgewölbe abstützen? Viel besser, Sie kontrollieren, ob der Mörtel zwischen den Ziegeln noch gut ist, ob die Position der einzelnen Ziegel zueinander noch gut ist. Viel besser, Sie trainieren ihr Fußgewölbe. Und das machen Sie, indem Sie barfuß gehen, gaufen, laufen …

Wir sind zuletzt barfuß gegangen, dann immer schneller und sind natürlicherweise ins Laufen übergegangen. Ab einem gewissen Tempo reicht die Fersenfederung nicht mehr aus und wir verwenden die nächsten Federungen unseres Fußes, das Fußgewölbe (mit all seinen Knochen, Bändern, Muskeln und Sehnen) und die Achillessehne. Was passiert, wenn ich *unnatürlicherweise* bei diesem Tempo nicht ins Laufen übergehe, sondern bei einem schnellen Gehen bleibe? Der Fuß bekommt über die Ferse viele harte Schläge ab, die nur leicht gedämpft auf den Körper losgelassen werden, was für einen gut trainierten Körper kein Problem oder sogar eine Bereicherung sein kann. Ansonsten ist es in diesem Fall sinnvoll, die Federwirkung der Ferse durch einen gut fersenseitig gefederten Schuh zu verstärken, auch wenn das keinem natürlichen Bewegungsablauf entspricht. Wenn Sie es also eilig haben und am liebsten schnell gehen wollen, dann bitte gute Laufschuhe anziehen.

4. Jetzt stellen Sie sich bitte barfuß hin und sprinten los. Laufen Sie einmal, so schnell Sie können (vorausgesetzt Sie haben genug Platz UND Sie sind gerade auf einer weichen Wiese …!). Unser »schnellster« Gang ist schnelles Laufen. Wir haben nicht die Möglichkeit wie Vierfüßler nach dem Trab in den Galopp überzugehen, welcher ein Dreiertakt ist und den Körper

wundervoll ästhetisch vom Boden wegschleudert und ihn deutlich länger fliegen lässt als es beim Trab der Fall ist. Um schneller zu werden, fliegen Hunde und Pferde im Galopp deutlich länger. Denken Sie an das Galopp-Geräusch von Pferden. Da-da-dap PAUSE Da-da-dap PAUSE: In der Pause fliegt das Pferd. Wir können nicht galoppieren, ABER wir haben einen Fuß, der wunderbar auf die schnellere Bewegung des Sprintens reagieren kann. Im Sprint laufen wir mit unseren Vorderfüßen. Die Ferse setzt beim Losrennen gar nicht mehr auf, sondern zunächst setzt nur der Fußballen auf, speichert die enorme Kraft, die die Trägheit unseres Körpers verursacht, ganz in Achillessehne und Wadenmuskulatur (und weiter Oberschenkel- und gesamter Rückenmuskulatur) und schleudert uns damit vom Boden weg, sodass wir fliegen. Unser dritter Gang ist beim Lossprinten ein reiner Vorfußgang. Lauftiere haben ihre Beine in der Evolution so angepasst, dass sie von vornherein nur auf den Vorfüßen gehen und sind damit perfekt auf schnelles Tempo ausgerichtet. Um sich dann langsamer fortzubewegen oder zu stehen, gibt es die zwei anderen Gänge, Schritt und Trab, und die geringere Fläche des Fußes, der aufsetzt, wird dadurch wettgemacht, dass vier Gliedmaßen aufsetzen und so die Stabilität garantieren.

Zusammengefasst bedeutet das: Im Stehen und beim langsamen Gehen genügt die Fersendämpfung. Je schneller wir werden und je länger wir fliegen, desto mehr brauchen wir Vorfuß und Fußgewölbe, um den Aufschlag der Füße zu dämpfen und desto weiter vorne im Fuß liegt die Gewichtsbelastung.

Bevor wir uns an die nächste Frage machen, eine erste Zusammenfassung:

Zwischenzusammenfassung

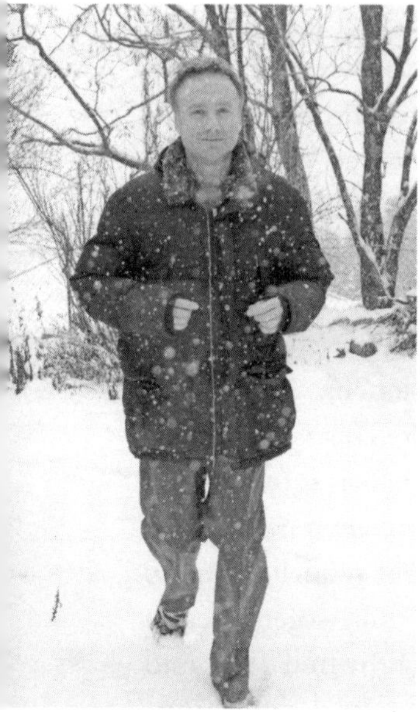

Die gesündeste Bewegung ist die, für die wir von der Natur her geschaffen wurden. Um zu spüren, was für unseren Körper natürlich ist, lassen Sie unsere Fortbewegungs-Hilfsmittel, die Schuhe weg: Der natürliche Stil des Gehens ist ein Fersengang. Sobald Sie schneller gehen, neigt sich der Körper etwas nach vorne und Sie kommen mit den Ballen, also vorne beim Fuß, auf. Dabei müssen Sie noch gar nicht »fliegen« (was die Definition des Laufens ist: eine Flugphase, die dann vorhanden ist, wenn es einen auch noch so kurzen Moment bei ihrer Fortbewegungsart gibt, bei der keiner der beiden Füße den Boden berührt). Sie gehen quasi mit der Lauftechnik des Laufens, was wir den *Beginn des Gaufens* genannt haben. Wenn Sie dann dosiert immer schneller werden, werden sie zunächst sehr langsam laufen, also mit einer Flugphase, und mit dem Vorderteil ihres Fußes aufsetzen. Wenn Sie jetzt noch zusätzlich immer, immer schneller laufen (Sie sind ja schon irgendwo draußen ...), werden Sie intuitiv ihren Körper immer mehr nach vorne neigen und immer intensiver auf dem Vorderballen des Fußes aufsetzen. Und zuletzt sprinten Sie noch, rennen Sie so schnell Sie können. Barfuß kommt dann ihre Ferse gar nicht mehr auf dem Boden auf, Sie laufen ausschließlich über ihre Vorfüße.

Wenn Sie Hilfsmittel wie »sehr gute«, das heißt teure, schöne, stark gefederte und stark den Fuß stabilisierende Schuhe anziehen, werden Sie diesen kontinuierlichen Übergang vom Gehen –

Laufen – Schnell Laufen, von Ferse über Vorfuß nicht durchführen können. Und wenn Sie regelmäßig diese Hilfsmittel verwenden, um sich »unnatürlich« zu bewegen, be- und überlasten Sie ihren Bewegungsapparat und werden Beschwerden bekommen.

Zur Erinnerung: Unser Ziel ist es, *täglich*

- eine Ausdauerbewegung zu machen, weil das die Vorraussetzung ist, *gesund zu bleiben oder gesund zu werden.*
- eine natürliche Bewegungsform auszuführen, die unsere Haltung und unseren Rücken stärkt, den Kreislauf sanft aktiviert, das Wohlbefinden fördert und »unseren Kopf nach oben bringt« (wenn der Kopf oben ist, kann man nicht niedergeschlagen sein …).
- eine Ausdauerbewegung zu machen, OHNE großen zusätzlichen Zeitaufwand, weil wir in unserer Gesellschaft ja alle keine Zeit haben, aber sehr viele Ausreden …
- diese riesige Fläche Asphalt und Beton zu überwinden, die zwischen unserem Zuhause und unserem Arbeitsplatz liegt.
- ganz entspannt morgens in der Arbeit und abends ohne Arbeit im Kopf zu Hause anzukommen.
- einfach Spaß und Freude an unserem Leben und unserem Alltag zu haben.

All diese Vorraussetzungen werden beim Gaufen erfüllt.

Gaufen ist dann möglich, wenn Sie keine Schuhe benutzen (barfuß) oder solche Schuhe, die die natürliche Bewegungsform ihrer Füße nicht verhindern (wie das im Alltag aussieht und welche Schuhe es da gibt, dazu später!)

Gaufen ist definitionsgemäß:

- der sanfte Übergang vom Barfußgehen zum Laufen. Dabei ist es egal, ob Sie schon fliegen (also wie beim Laufen eine kurze Phase haben, in der beide Füße vom Boden abgehoben sind) oder nicht. Wichtig ist, dass Sie nicht mit der Ferse aufsetzen, sondern mit dem Vorfuß oder als Variante auch mit der Fußaußenkante, um die Federwirkung ihres Fußes auszunutzen und den Körper in seiner Belastungsachse *natürlich*, also seinem Bauplan entsprechend, zu benutzen.

- UND das ganz sanfte Barfußlaufen, wenn's ein bisschen schneller wird. Dabei ist wichtig, dass es alltagstauglich bleibt, nämlich entspannt, langsam und mit kleinen Schritten. – Haben Sie das auch als Kind gespielt: Auf meinem Schulweg in die Volkschule musste ich etwa eine Viertelstunde Asphalt und Betonfläche überwinden, was ich gehend gemacht habe. Der Asphalt der Straße und der Beton der Gehsteige hatten regelmäßige Fugen – als Kind für mich Querstriche, die ich mir nicht zu betreten vornahm. Mein Spiel war es, immer abzuschätzen, wie viele Schritte ich noch bis zu so einem Strich bräuchte, um dann *nicht* drauf zu steigen. Ich bin also gegangen, sah zum Beispiel etwa drei Meter entfernt eine Querlinie und schätzte zum Beispiel, dass ich sieben Schritte bräuchte, um bis zur Linie zu gelangen und dann drübersteigen zu können. Beim Gaufen sollen Sie bewusst *mehr Schritte* machen. Wenn Sie überlegen, drei oder vier Schritte bis zum Beispiel zu einem kleinen Hindernis zu brauchen, dann machen Sie fünf! Machen Sie kleinere Schritte! Wenn Sie barfuß unterwegs sind, werden Sie das intuitiv machen, wenn Sie barfuß laufen, werden Sie intuitiv, also *natürlich*, viele kleine Schritte machen, um die

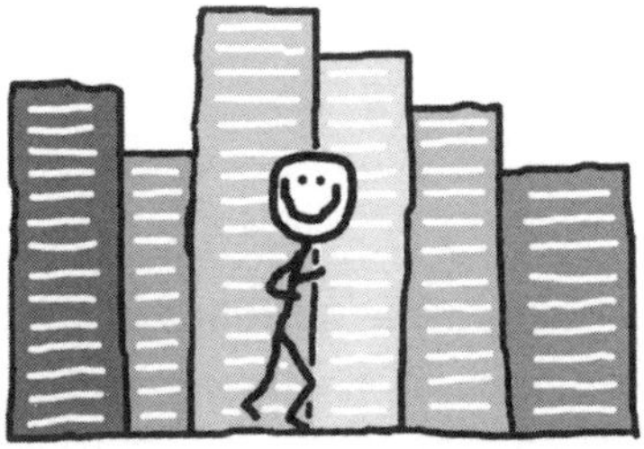

Kraft des Aufpralls auf Ihren nackten Fuß gering zu halten und weil Sie mehr Kontrolle über ihre Bewegung bekommen, wenn Sie sie in kleinere Schritte unterteilen.

- Gaufen meint im Allgemeinen, dass Sie sich barfuß fortbewegen, und das kann auf ihrem Weg, je nach Umwelt und deren von ihnen geforderter Anpassung (viele Menschen rundherum, ein Hund, der Sie verfolgt, eine rote Fußgängerampel ...) einmal einfach nur gehen sein, einmal mehr laufen, einmal eben alle Zwischenstufen. Um zu gaufen, gehen Sie barfuß oder mit Barfußschuhen einfach einmal los ...

Ihnen ist vielleicht schon aufgefallen, dass ich fast nie von »Sport«, von »Ausdauersport« schreibe, sondern von »Bewegung«. Sport ist eine Erfindung des Menschen mit dem Ziel, sich zu messen, *Leistungen* zu erbringen. »Bewegung« hat nur den Sinn, von A nach B zu gelangen. Ein Tier betreibt keinen Sport, es bewegt sich. Und es bewegt sich so, dass die Bewegung einen Sinn hat. Sonst würde sich das Tier nicht bewegen. Zum Beispiel muss ein Tier davonlaufen: Der Sinn der Bewegung ist »überleben«. Oder eine Kuh geht auf der Weide herum, um zu grasen. Die Bewegung bringt sie zu den Grasbüscheln. Oder ein Pferd trabt nach Hause zu seiner Herde. Ein Tier bewegt sich nicht ohne Grund. Ein Tier wird sich ausruhen, wenn es sich viel bewegt hat – zum Beispiel nach dem Jagen –, wird sich hinlegen oder hinstellen und »meditieren« oder schlafen. Genau so sollten wir es auch machen. Wir laufen den ganzen Tag »geistig« in unserer Arbeit herum, und danach sollten wir uns ausruhen. Und das ist auch die Idee des Gaufens: Benutzen Sie eine sanfte natürliche Bewegung, um von A nach B zu gelangen, abends von B nach A, und wenn Sie dann zu Hause sind, entspannen Sie sich – allein, mit ihrer Familie, mit Freunden, wie immer, aber entspannen Sie sich. Wenn »Entspannung« für Sie auch noch zusätzlich »Sport« bedeutet, dann natürlich, unbedingt. Wenn es Sie entspannt! Aber wenn Sie schon zweimal täglich gaufen, brauchen Sie sich nicht *zusätzlich körperlich bewegen*. Den Pflichtteil für Ihre Gesundheit, für Ihr Wohlbefinden haben Sie schon absolviert. Alles andere ist die Kür!

Und zur Anregung eine »unnatürliche gesunde Bewegung«: Rückwärtslaufen

Da Sie jetzt schon etwas Neues anfangen, bei dem die Leute schauen werden, können wir gleich noch etwas »Neues« ausprobieren: das Rückwärtslaufen (Englisch »Retrorunning«). Ich möchte Ihnen eine Form der Bewegung vorstellen, obwohl sie für unsere Zwecke, sich im Alltag, in der Stadt, am Arbeitsweg gesund zu bewegen, völlig ungeeignet ist. Warum? – Weil wir einfach keine Augen am Hinterkopf haben und so schwerlich gefahrlos in der Stadt, im Verkehr durch die Gegend laufen können … Also, Rückwärtslaufen soll Ihnen ein paar Dinge veranschaulichen. Probieren Sie es einfach einmal aus. Und wenn es Ihnen Spaß macht, dann bauen Sie es in ihr Lauftraining oder ihre Freizeitbeschäftigung ein.

Suchen Sie sich einen Weg, eine Wiese, eine Fläche, die Sie hindernisfrei 100 bis 200 Meter durchlaufen können. Und dann probieren Sie es einfach aus, barfuß oder mit Laufschuhen, wie Sie wollen, einfach verkehrt ganz langsam loslaufen …

Was fällt Ihnen auf? – Es ist ungewohnt, ganz klar! Sie sehen nicht, wohin sie laufen, ganz klar! Aber was macht ihr Körper? Was machen ihre Füße?

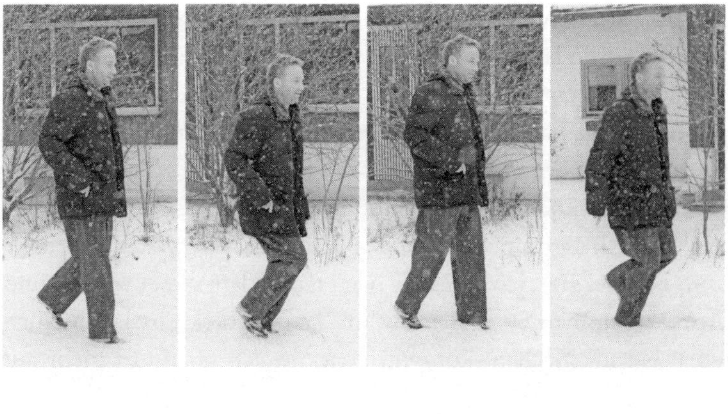

- Der Körper richtet sich sofort ganz gerade auf.
- Sie laufen viel mehr aus dem Becken, von dort beziehen Sie ihre Stabilität für diese Technik.
- Ihre Arme schwingen nach hinten (in Laufrichtung …) und bringen damit automatisch eine viel bessere Aufrichtung in ihre Brustwirbelsäule, was ihre Atmung tiefer werden lässt.
- Sie machen deutlich kleinere Schritte im Vergleich zum Vorwärtslaufen, was die Belastung der Gelenke und der Wirbelsäule deutlich vermindert, UND
- Sie laufen automatisch auf dem Vorfuß. Sie federn sich eigentlich von einem Schritt zum nächsten! UND
- Das Ganze kann nicht sehr schnell sein, sodass Sie gezwungen werden, langsam zu sein … Herrlich, in unserer schnellen Welt, herrlich, wenn alle nur Gas geben und Sie völlig aufgerichtet (auch geistig gesprochen …), bedacht, Schritt für Schritt, federnd langsam durch die Welt schweben …

Gehen Sie an das Rückwärtslaufen mit Spaß, mit Entdeckergeist, mit Leichtigkeit heran. Und wenn Sie das einige Zeit probieren, wundern Sie sich nicht über den anschließenden Muskelkater, den Sie während der darauf folgenden Tage haben werden! Das sagt Ihnen, dass Sie ganz andere Muskeln bzw. Ihre Muskeln ganz anders trainiert haben!

Rückwärtslaufen kann man auch wunderbar zu zweit, indem der, der vorne läuft, verkehrt und der Hintere »normal« läuft. In Fachkreisen nennt man das »Mixed Running«. Man schaut einander also beim Laufen in die Augen und lernt, dem »Partner« voll und ganz zu vertrauen. Der, der in Laufrichtung schaut, gibt Informationen über im Weg befindliche Hindernisse wie Fußgänger, Menschengruppen, Hunde, Bäume, Lacken weiter, indem er zum Beispiel sagt, jetzt »lieber« nach rechts, langsamer werden und Arme zusammen etc. – Und wenn Sie das Rückwärtslaufen auch noch barfuß machen, konzentrieren Sie sich noch viel mehr auf den Untergrund und saugen die Informationen, die Sie über ihre Fußsohlen bekommen, noch doppelt aus …

Sie sehen schon die vielen Gemeinsamkeiten mit dem Gaufen! Und obwohl das Rückwärtslaufen keine »natürliche« Bewegung ist, bringt es uns eine große Lektion bei, nämlich sich in unserer immer schneller werdenden Welt, in der es um immer mehr Zielgerichtetheit und Ausrichtung NACH VORNE geht, einfach umzudrehen und verkehrt zu laufen und trotzdem in aller Ruhe mit gekräftigtem Körper ans Ziel zu gelangen …![2]

2 Weiterführende Literatur:
Roland Wegner: Retrorunning. Rückwärts zu neuen Zielen, Spomedis Verlag

Schuhe

Der Schuh wurde erfunden, um unsere Füße zu schützen, vor rauem Untergrund, vor Steinen, vor Kälte, vor Hitze. Die Urform wird ein um den Fuß gewickeltes Fell gewesen sein, wie es Neandertaler während der letzten Eiszeit verwendet haben dürften. Auch der aus Afrika in unser heutiges Europa eingewanderte moderne Mensch (Homo sapiens) dürfte schon Schuhe gekannt haben, wie man aus vergleichenden anatomischen Studien weiß (der Schuh verändert die Zehenhaltung, was man an gefundenen Skeletten erkennt). In späterer Zeit hatte der Schuh auch die Funktion, den Sozialstatus zu demonstrieren. Das gemeine Volk ging barfuß, sozial besser Gestellte hatten Schuhe. So war es schon im alten Ägypten, im alten Griechenland und im alten Rom. Sehr schöne und aufwendig gestaltete Schuhe demonstrierten, dass der Träger nicht körperlich zu arbeiten hatte, was wiederum auf seinen »gehobenen« Stand verweist. Der Schuh bringt einen von der normalen

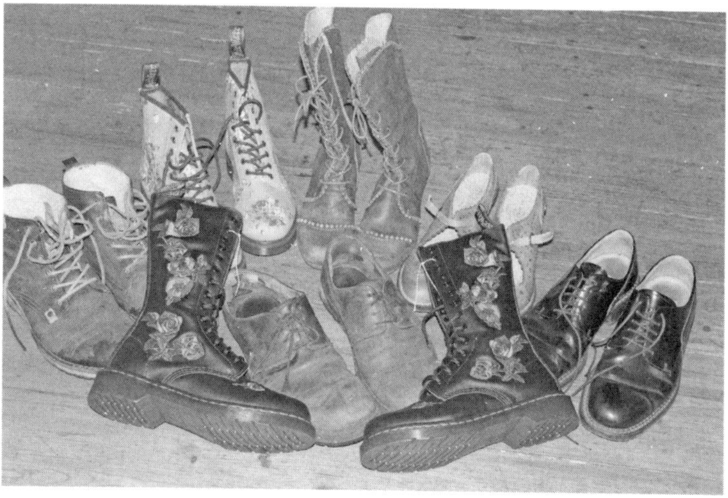

Erde weg, in der sich das gemeine Volk tummelt. Er verhindert, dass man sich schmutzig macht, erhebt einen über die anderen. Im Mittelalter wurde der Absatz erfunden, um trockenen Fußes durch die städtischen Gassen gehen zu können. In den Städten gab es damals noch keine Kanalisation und daher schwammen all die menschlichen Ausscheidungen und Überreste des tagtäglichen Lebens in den Straßen herum. Der Absatz hatte eine Funktion, ermöglichte den Stelzengang durch den Dreck des gemeinen Volkes.

Im Verlauf des 20. Jahrhunderts konnten Schuhe industriell so kostengünstig produziert werden, dass Sie sich bei uns nahezu jeder leisten konnte. Und auch in den armen Ländern wurden Schuhe erschwinglich, sodass fast jeder ein Paar sein eigen nennen darf. Seit dem ausklingenden 19. und dem Anfang des 20. Jahrhunderts symbolisieren hochwertige Herrenschuhe, zusammen mit der entsprechenden Oberbekleidung, dass man Teil der gehobenen Gesellschaft ist, dass man Wert auf ein gutes Erscheinungsbild legt. So ist es bis heute mit den »Business-Schuhen« geblieben. Schuhe für Frauen sind heute ein wichtiges Accessoire der Modeindustrie, und die Mode ist ein feiner Spiegel des Zeitgeistes. Schuhe gibt es heute für jede Gelegenheit, für jeden Typ, für jede erdenkliche Tätigkeit. Kein Mensch in unserer heutigen Gesellschaft hinterfragt, ob und warum man eigentlich Schuhe trägt.

Der Schuh verändert den Fuß, wie man schon aus vergleichenden Skelettstudien am Homo sapiens als unserem ersten direkten Vorfahren erkennen kann. Man sieht am Skelett des Fußes, an den Knochen, ob jemand sein Leben lang Schuhe getragen hat oder nicht. Die Evolution möchte uns etwas damit sagen: dass sie uns zum Beispiel ohne Fell ausgestattet hat, sodass der Mensch im Verlaufe seiner Entwicklung gezwungen war, kreativ zu werden,

Felle zu verwenden, um sich zu wärmen oder sich vor der Sonne zu schützen. Die Evolution spricht zu uns, dass unsere Fußsohlen unbehornt, relativ ungeschützt, hochsensibel und stark innerviert sind. Sie zwingt uns wiederum, kreativ zu sein, um weitere Nischen dieser Welt begehen zu können. Der Schuh ist ein hervorragendes Beispiel dafür.

In den 60er-Jahren des vorigen Jahrhunderts ging die Laufbewegung um die Welt. Man begann zu laufen, weil man die gesundheitsfördernden Auswirkungen auf den Körper erkannte. Bill Bowerman hat dabei einen großen Beitrag geleistet. Bill Bowerman (1911–1999) aus Oregon/Portland, USA, späterer Trainer unzähliger amerikanischer Spitzensportler, reiste 1962 nach Neuseeland und wurde dort erstmalig mit dem Konzept von »Jogging«, Laufen als Fitnessprogramm, konfrontiert. Er brachte das Konzept mit nach Amerika und begann, Artikel und Bücher darüber zu schreiben. »A Jogger's Manual«, ein dreiseitiger Leitfaden über das Joggen, wurde kurz nach seiner Rückkehr aus Neuseeland veröffentlicht. 1966 publizierte er zusammen mit dem Kardiologen Waldo E. Harris ein neunzigseitiges Buch mit dem Titel »Jogging«. Das Buch verkaufte sich über eine Million Mal, löste die Jogging-Ära in Amerika aus, und von dort aus schwappte die Welle über den Rest der Welt. 1964 gründete Bowerman zusammen mit Phil Knight eine Vertriebsfirma für Sportschuhe, anfänglich bekannt unter dem Namen »Blue Ribbon Sports«, später »Nike, Inc.«. Bowerman arbeitete akribisch daran, den Laufschuh weiterzuentwickeln, und damit übernahm er eine große Verantwortung für die Weiterentwicklung der Anatomie des Fußes der laufenden Weltbevölkerung. Was Nike baute, wurde getragen, dann von anderen Firmen nachgebaut und auch getragen. Bowerman und Nike lieferten die Schuhe und der Körper reagierte. Wenn Sie sich zurückerinnern an unsere kleinen, oben besprochenen Geh- und Laufversuche, zunächst barfuß, dann mit Gehschuhen, dann mit Laufschuhen: Der Schuh beeinflusst unsere Geh- und Lauftechnik. Die Geh- und

Lauftechnik beeinflusst unsere gesamte Bewegungsachse, von Fuß bis Kopf. Die Bewegungsachse beeinflusst unseren ganzen Körper. Seit den 1960er-Jahren hat die Laufbewegung unendlich viel Gutes geschaffen für die Gesundheit des Menschen, für seine Kondition, sein Wohlgefühl, sein Herz-Kreislaufsystem, seine Einstellung zum Leben und so weiter.

Gleichzeitig sind Erkrankungen und Beschwerden entstanden, die es in dieser Ausprägung nie gegeben hat und die dem medizinische Fach der Orthopädie zu einem wahren Höhenflug verholfen haben. Schmerzen in den allerkreativsten Ausprägungen: Schmerzen und Entzündungen des Bewegungsapparates, vom Fuß angefangen, den Zehen, dem Fußgewölbe, über die Achillessehne zu den Waden, Kniebeschwerden allervielfältigster Art und dann die Hüftbeschwerden, Schmerzen die ganze Wirbelsäule hinauf mit den stärksten Ausprägungen im Lenden- und Kreuzbeinbereich (zusammengefasst unter dem Familiennamen »Ischias-Beschwerden«). Schmerzen, Schmerzen, Schmerzen. Und die Erklärungen dafür? Wenn man sich mehr bewegt, vor allem mit der falschen Geh- und Lauftechnik, dann belastet man den Bewegungsapparat falsch oder über und das dankt uns der Körper mit Schmerzen und Entzündungen und Verschleiß, also vorzeitiger vermehrter Abnützung. Aber warum falsche Geh- und Lauftechnik? Jedes Kind kann *richtig* gehen und laufen. Warum die Erwachsenen auf einmal nicht mehr? Liebe Grüße an Mr. Bowerman und Nike! Sie kennen den Spruch »Das Gegenteil von gut ist gut gemeint ...!« – Bowerman wollte mit seinen Schuhen helfen, dass man besser laufen kann. Er wollte den menschlichen Fuß unterstützen, ihn entlasten, indem man ihm die vermehrte Belastung ersparte, die durch das vermehrte Laufen kam, er wollte die Anatomie des Fußes *verbessern*, Der Effekt war und ist eine unnatürliche Be- und Entlastung des Fußes und des gesamten Bewegungsapparates. Der Effekt ist ein Verhindern der für vermehrte Belastung notwendigen Anpassungsreaktionen des Körpers durch zum Beispiel Schrittgröße, Verlagern des Körperschwerpunktes, Aufbau eines kräftigeren Fußgewölbes, Stärkung der Fuß- und Achillessehne und so weiter.

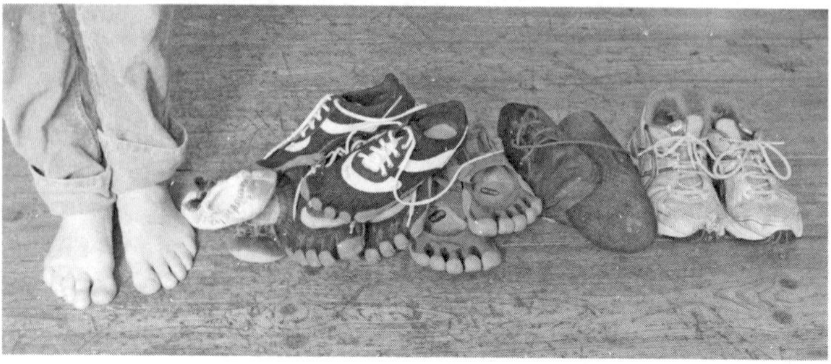

Der Schuh bedingt die Lauftechnik. Wenn der Schuh Ihnen Dinge erspart, erspart sich der Körper die Anpassung. Er spürt einfach nicht, dass da eine Anpassung notwendig ist! Er weiß es einfach nicht! Zum Beispiel: Sie laufen auf Asphalt mit ihren wunderbaren gefederten Laufschuhen. Der Körper weiß nicht, dass Sie auf Asphalt laufen, er weiß nicht, wie hart Asphalt *wirklich* ist. Laufen Sie einmal barfuß auf Asphalt: Sie werden intuitiv kleine Schritte machen, werden intuitiv so sanft wie möglich und sicher nicht mit den Fersen am Boden aufsetzen. Sobald Sie die Schuhe ausziehen, weiß der Körper wieder, was zu tun ist! Oder Sie laufen auf einem Waldweg und Ihre Füße berühren einmal Tannennadeln, einmal kleine Steinchen, dann wieder größere Steine, dann feine Wurzeln, dann wieder Gras. Ihr Fuß weiss das alles nicht, solange Sie die Laufschuhe anhaben. Da ist eine Informationssperre in Ihre Sohle eingebaut. Ihr Fuß glaubt, dass er ständig auf einer Art Gymnastikmatte herumläuft und weil er jetzt schon weiß, wie weich die ist, kann er ungebremst seine Fersen in die Matte rammen, mit jedem einzelnen Schritt – egal wo, egal in welchem Tempo. Sobald Sie von der Gymnastikmatte heruntersteigen, dass heißt Ihre Laufschuhe ausziehen, betreten Sie eine andere Welt. Plötzlich sind die Scheuklappen weg und ihr Fuß denkt sich zunächst: Um

Gottes Willen, in was für einer unwirtlichen Welt bin ich denn da gelandet? – All die Steine, die Härte des Untergrunds, die Kälte, die Hitze des Bodens… Und ihr Fuß beginnt zu denken, mitzudenken, während Sie sich bewegen. Und das anfängliche Entsetzen Ihres Fußes weicht der Erkenntnis, dass DAS unsere Welt ist, dass DIESE Welt sich eben so anfühlt und um in dieser Welt überleben zu können eben Anpassungen notwendig sind. Einmal von der Gymnastikmatte gestoßen beginnt für Ihren Fuß ein neues Leben. Plötzlich trägt er wieder die Verantwortung über den gesamten Bewegungsapparat, plötzlich trägt er Sie wieder sicher durch die Welt, und plötzlich spüren Sie wieder eine Verbindung zu unserer Welt, fühlen sich geerdet, fühlen sich verbunden mit ihr…

Wenn Sie also diese Entwicklung stoppen wollen, wenn Sie all die Schmerzen und die anatomische Veränderung unseres Fußes nicht akzeptieren, ziehen Sie ihre Schuhe aus…

Aber was ziehe ich stattdessen an?

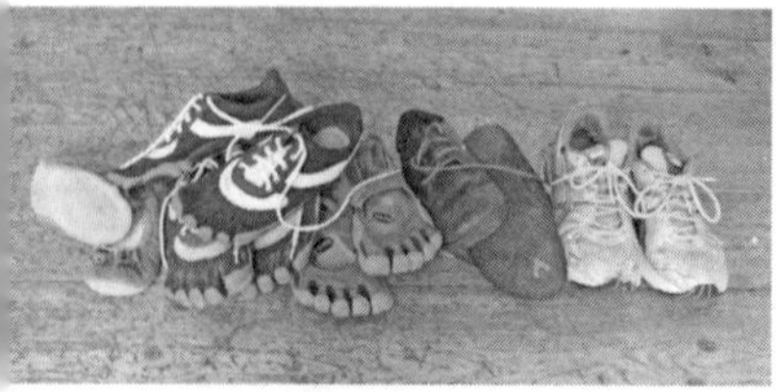

Denken Sie an die *primäre* Funktion von Schuhen: Sie sollen uns schützen, vor Steinen, Hitze, Kälte, Wasser. Und schön wäre auch, wenn die *sekundären* Funktionen erfüllt würden, so wie sie heute in unserer Gesellschaft von Schuhen gefordert und gewollt werden: Sie sollen schön sein, sie sollen etwas über mich aussagen, sie sollen provozieren, inspirieren, zum Lächeln verleiten und trotzdem schützen. ABER sie sollen nicht den natürlichen Bewegungsablauf des Fußes stören.

Es gibt mehrere Arten, solche Schuhe zu bezeichnen. »Barfuß-Schuhe« sagt aus, dass man Schuhe anhat und trotzdem barfuß geht. »Minimal footwear« (minimales Fußgewand) beschreibt den Aspekt des »so wenig wie möglich«. Ich finde die Bezeichnung »no-shoes« (Nicht-Schuhe) witzig in Anlehnung an die Bezeichnung von veganen Lebensmitteln (zum Beispiel nennt man Fleischersatz-Produkte aus Soja oder Gluten »no-meat« (Nicht-Fleisch) oder Milchersatz aus Soja, Reis, Hafer, Dinkel »no-milk« (Nicht-Milch). Wir können Sie aber auch einfach »*Gaufer*« nennen, in Anlehnung an dieses Buch und unser Vorhaben, uns gesund und täglich gaufenderweise mit den richtigen no-shoes durch der Welt Städte zu bewegen! – Gaufer ist also der, der gauft, und dann auch noch sein Schuh, so als würde der sich Bewegende mit dem Schuh und dann auch noch mit der Bewegung *eins werden*. Einfacher geht's nicht.

Das Geniale an unserer heutigen Zeit: Wir können unsere Vorstellungen umsetzen. Wir haben heute die technischen Möglichkeiten und Vorraussetzungen, »fast« alles zu bauen, zum Beispiel unseren idealen Gaufer: Für unseren Schuh brauchen wir eine Sohle, die so dünn ist, dass man alles durchspürt und dass die

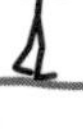

Bewegungsfreiheit des Fußes so wenig wie möglich eingeschränkt wird, die aber dick genug ist, um zum Boden hin gegen Hitze und Kälte zu isolieren, und fest genug, um zu verhindern, dass Steine oder auch Nägel oder was immer Hartes auf Ihrem Gaufweg liegen könnte unseren Fuß verletzen, und dabei auch noch leicht genug ist, sodass wir vom Gewicht her gar nicht merken, dass wir Schuhe tragen (um auch die Feinjustierung der Bewegung der Beine nicht zu stören). Und so etwas gibt es. Einmal besser, einmal schlechter. Die Entwicklung ist noch voll im Gange! Sie wissen, wie unsere Welt funktioniert: Wenn der Markt für ein Produkt da ist, dann wird es auch sehr bald dieses Produkt geben! Angebot und Nachfrage! Und selbst Nike propagiert seit 2005 das barfußartige Laufen, um auf den Zug mit aufzuspringen …

Also, sehen Sie sich um in der Landschaft der Barfuß- und Minimal Footware Schuhe! Und probieren Sie aus, in welchen schuhartigen Hilfsmitteln Sie »so barfuß wie möglich« gehen, gaufen, laufen. Viele am Markt erhältlichen Barfuß-Schuhe erfüllen die primären Funktionen von »echten« Schuhen wie eben den Schutz. Bei den sekundären Funktionen, den modischen und ästhetischen Details, gibt es noch sehr, sehr viel Potential.

Die *Firma Vibram* hat in dieser Entwicklung eine Vorreiterstellung. Vibram produziert seit vielen Jahren hochwertige Gummisohlen für die verschiedensten Schuhfirmen und hat eines Tages entschieden, selbst einen Schuh herzustellen, den Vibram Five Fingers, einen Handschuh für den Fuß. Wie bei einem Handschuh hat jede Zehe ihr eigenes Zimmer, steckt in einem Fach und hat auch ihre kleine Gummisohle. Der Vorteil ist, dass sich der »Fußhandschuh« perfekt um den Fuß mit seinen Zehen schmiegt und man durch die Fixierung der Zehen in ihren eigenen Fächern im

Schuh nicht hin- und herrutschen kann, sodass keine Reibung zwischen Schuh und Fuß entsteht. Wenn es kalt wird kann man dann auch noch Zehensocken anziehen oder man nimmt normale Socken und schneidet Schlitze für die Zehen hinein …

Mittlerweile gibt es noch viele andere Firmen, die Minimalschuhe oder Barfuß-Schuhe herstellen. Erwähnen möchte ich noch die Firma Vivobarefoot[3]. Diese baut Schuhe, die auch unserem Bild von Schuhen entsprechen (also ganz gewöhnlich aussehen), aber eine ganz dünne Sohle haben, die uns das Barfußgefühl so weit wie möglich erhält, aber gleichzeitig den Fuß vor Steinen, Kälte und Nässe schützt …

Nike zum Beispiel verkauft derzeit den »Nike Free«. Und viele andere Firmen kommen und gehen derzeit auf dem Barfuß-Markt. Das Verschwinden von Modellen wird vor allem durch die Beständigkeit der Sohle (ob sie nach ein paar Monaten überhaupt noch vorhanden ist …), den Tragekomfort und schlicht und einfach das Aussehen bestimmt. Viele Modelle entsprechen einfach noch nicht unseren ästhetischen Vorstellungen von »Schuhen« und nicht jeder will, dass ständig Blicke zu seinen Füßen wandern und dort, begleitet von einem geflüsterten Kommentar wie »Schau …!«, kleben bleiben. – Also, liebe No-Shoe Hersteller …

Ihr idealer Gaufer ist der, der für *Sie* ideal ist! Probieren Sie durch, finden Sie ihren täglichen Begleiter, und dann beginnen Sie zu gaufen, jeden Tag ein bisschen, dann ein bisschen mehr, so dass es sich immer gut anfühlt und nicht zu viel wird für Fuß und Körper. Veränderung braucht Zeit. Nachhaltige Veränderung braucht mehr Zeit. Gut Ding braucht Weile. Sie sind am Weg. Sie haben ihr ganzes Leben Zeit.

---

3 www.vivobarefoot.com

Wann soll ich meine Gaufer anziehen?

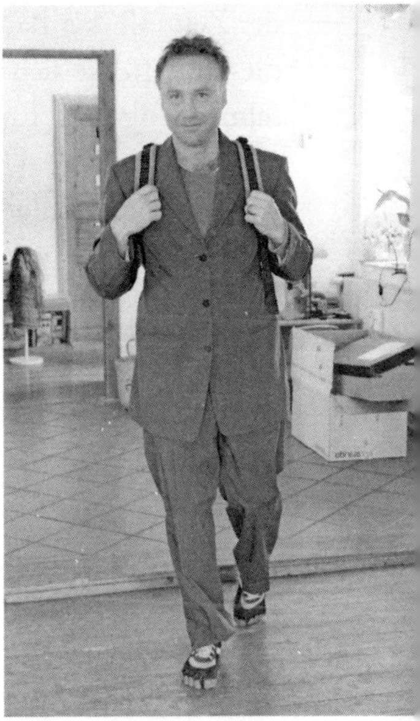

Immer wenn Sie wollen. Immer dann, wenn Sie sich bewegen. Ich habe derzeit zwei Paar Five Fingers, ein Paar zum Gaufen und in der Stadt Gehen (und das wechsle ich ab mit einem Paar Vivobarefoot-Schnürschuhen) und ein Paar zum Laufen und Wandern. Das zweite Paar hat ein bisschen eine stärkere Sohle und ist zum Schnüren, das erste Paar hat einen Klettverschluss und ich bin im Alltag einfach schneller drin. Das Anziehen der Five Fingers ist auch eine kleine Wissenschaft. Mittlerweile spreize ich meine Zehen, wenn ich reinschlüpfe, und auf Anhieb finden alle Zehen ihr Zuhause. Dadurch, dass ich die Five Fingers ständig trage, wenn ich mich bewege (und das schon seit Monaten …), bekommen meine Füße und auch die Schuhe immer wieder einen, nennen wir es vorsichtig, markanten Eigengeruch … Dann wird es Zeit für die zweimal tägliche Fuß- und einmal wöchentliche Schuhwäsche (die Schuhe kommen in einen Wäschesack oder auch in einen Polsterüberzug und dieser dann in die Waschmaschine OHNE Weichspüler und nicht zu heiß). Vor zwei Tagen hatte ich einen Termin bei meiner Bank und entschied kurzfristig, neben dem Hemd und einer Krawatte doch auch lieber *normale* Schuhe anzuziehen. Was für ein Gefühl! Das war das erste Mal seit Wochen, dass ich wieder normale feste Schuhe anhatte. Und das Gefühl war unbeschreiblich schön, weil ich nun die deutliche Mehrbewegung meines Bewegungsapparates bemerkte, die er in der Zeit mit den Barfuß-Schuhen, entwickelt hatte. Zum Beispiel die Hüften, die sich nun *richtig bewegten*, oder die Füße, die sich sehnsüchtig nach Kontakt mit dem Boden reckten, und ich spürte meine kräftige Unterschenkelmuskulatur und ich genoss die warme weiche Lederinnensohle. Mein Fuß glaubte wohl, dass wir endlich am Ziel waren: endlich keine harte Asphaltstrecke, sondern warmes glattes Leder. ABER nach ein paar Minuten gehen wurde *uns* einfach fad ...!

Langsam, in Stille, Tag für Tag

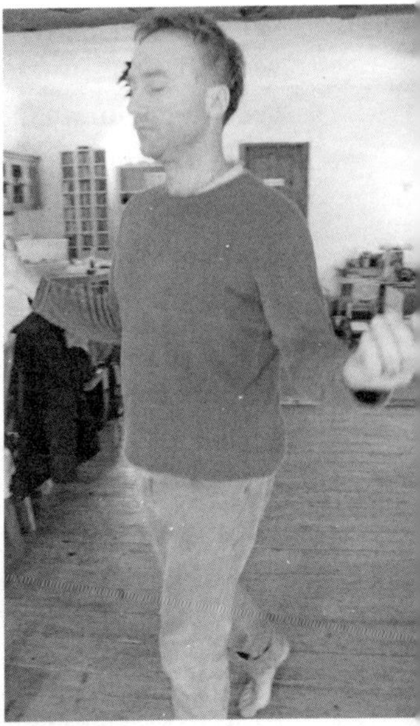

Egal, was Sie lernen wollen, ein Instrument, eine Sportart, einen neuen Tanz, das Schreiben: Wenn Sie beginnen, werden Sie eine neue Bewegung ganz langsam ausführen. Beim Klavierspielen muss die Hand lernen, was zu tun ist, und diese Bewegungsabfolge der Finger muss sich im Gehirn erst einen neuen Weg bahnen. Die Bewegungsabfolge der Finger wird ein Klangbild, das Sie durch das Anschlagen des Klaviertasten erzeugen, hervorbringen, und dieses muss mit ihrer Vorstellung, wie es klingen soll, in Übereinstimmung gebracht werden. Damit Sie diesen vielen kleinen Schritten *bewusst* folgen können, also mit Ihrem Vorhirn, werden Sie ganz langsam und achtsam die Tasten spielen. Und erst dann, wenn Sie zu lächeln beginnen, weil das Gehörte mit dem Gespielten zusammenpasst, können Sie »das Ereignis automatisieren«, können Sie das Erlernte als ein neues Modul in Ihr Repertoire an Bewältigtem abspeichern. Falls Sie Klavier spielen (oder irgendein anderes Instrument), verstehen Sie, was ich meine, wenn ich von der Freude und dem Strahlen rede, wenn man ein Musikstück, eine Stelle eines Musikstücks, das erste Mal bewältigt hat. Und weil Sie sich so darüber freuen, dass Sie es endlich spielen können, werden Sie es gleich noch einmal und noch einmal spielen.

Oder denken Sie an ein Kleinkind, das gehen lernt. Mit etwa einem Jahr haben wir alle (der eine früher, der andere später) gehen gelernt. Stellen Sie sich diese unendliche Freude eines Kindes vor, wenn es seine ersten Schritte gemacht hat. Ein Strahlen, das man als Eltern nicht vergisst, das uns mitstrahlen lässt. Und weil es so schön war, ein paar Schritte zu machen, wird das Kind es wieder und wieder und wieder und wieder machen. Egal, ob es dazwischen hinfällt und auch, ob es sich vielleicht ein bisschen weh tut beim unsanften Landen auf dem Hinterteil (meist gut gedämpft durch eine Windel). Allein schon die Gewissheit, dass man es einmal geschafft hat, gibt einem den Mut und die Kraft, es immer wieder zu versuchen, dran zu bleiben und immer wieder zu strahlen. Wir nennen dieses Gefühl, wenn man etwas zum ersten Mal geschafft hat, den *Anfängergeist.* Durch die Evolution ist tief in uns ein Programm verankert, und das heißt »Lernen, lernen, lernen«. Lernen führt dazu, dass wir uns weiterentwickeln, als Individuum, als gesamte Menschheit. Lernen bringt uns als Baby auf die Beine, bringt uns zum Laufen. Lernen lehrt uns die Umwelt kennen, lehrt uns den Umgang mit allen Dingen dieser Welt. Und wenn wir dabei jedes Mal den Anfängergeist empfinden dürfen, das Strahlen der tiefen Erkenntnis, dann wird unser Leben ein erfülltes und glückliches sein. Lernen ist der Motor der Bewegung des Lebens. Lernen ist die Bewegung unseres Lebens. Wir dürfen bis zu unserem Tode lernen, und dann dürfen wir auch noch den Tod kennen lernen. Der Anfängergeist sollte uns immer begleiten, nicht die Furcht vor dem Scheitern. Es sollte eigentlich tierisch Spaß machen, etwas Neues lernen zu dürfen. Wenn Sie so ans Klavierspielen rangehen, werden Sie verstehen, warum es Klavier *spielen* heißt: Es ist ein Spiel, und im Spiel steckt der Spaß des Kindes drin. Ich habe während meiner Studienzeiten oft erleben müssen, dass Kollegen beim Klavierstudium der Spaß »vergrault« wurde, der Spaß vergangen ist und die Angst vor dem Scheitern der primäre Antrieb war, ständig zu üben. Ich habe auch mehrmals erlebt, dass eine Kollegin oder ein Kollege »mit der Brechstange« die Klavierdiplomprüfung, die pianistische Reifeprüfung, also den Abschluss des Klavierstudiums, gemacht haben und danach »nie wieder etwas mit diesem Instrument zu tun haben« wollten …

Was bringt eine Fertigkeit, wenn sie uns keine Freude bereitet, wenn es keinen Spaß macht, sie auszuführen. – »Es verdient mir mein tägliches Brot.« – Okay, das ist ein Argument, aber ohne Spaß, ohne Freude, für immer? Und in der Freizeit, in der Sie ja nicht an den Broterwerb denken sollten, wieder keinen Spaß so wie ein Kind bei der Entdeckung der Welt? Was ist denn ein Beruf? Das steckt doch das Wort »Ruf« drin: Irgendwer oder irgendwas ruft uns und fordert uns auf, das zu machen. Und dann gibt es noch das schöne Wort der »Berufung«: Da steckt noch viel besser der innere Ruf und die Freude daran drin. Unser Beruf könnte doch unsere Berufung sein, oder? Und wenn nicht der Beruf, dann gibt es ja noch viele Stunden daneben, oder? Ich weiß und Sie merken es auch, dass ich »ein bisschen« ausschweife, aber worauf ich hinaus will, ist, Sie an die Freude und den Spaß im Leben zu erinnern, die wir alle haben können, wenn wir Sachen machen, die wir einmal mit viel Freude erlernt haben. Stellen Sie sich vor, Sie würden täglich den ganzen Tag etwas machen, das Ihnen Spaß macht UND damit auch noch Geld verdienen. Wenn Sie das, was Sie täglich den ganzen Tag tun, nicht als Beruf, sondern als Berufung empfinden, dann haben Sie eine sehr große Chance, ein erfülltes Leben zu leben!

UND GENAU SO SOLLTEN SIE GAUFEN oder laufen oder schwimmen oder Fußball spielen oder … Um etwas zu erlernen, wie jetzt das Gaufen, muss man es langsam tun. So erlebt man jeden kleinen Schritt als großen und hat genug Zeit, Freude dabei zu empfinden, den Anfängergeist, den Sie sich immer bewahren sollten. Und weil es so Spaß macht, viel Zeit zu haben, um kleine Schritte zu machen, bleiben Sie möglichst lange bei den kleinen Schritten. Genießen Sie, langsam zu sein! Genießen Sie, von anderen überholt zu werden, die vielleicht das Ziel vor Augen haben, möglichst schnell dieses zu erreichen. Genießen Sie bei jedem einzelnen Schritt Ihren Körper, die vielen Empfindungen, die ihre Fußsohlen an den Rest des Körpers weiterleiten, genießen Sie, wie hart der Asphalt ist, wie hart der Beton und genießen Sie Ihre weiche, sanfte Bewegung darauf. Genießen Sie jeden noch so kleinen Stein, auf den Sie treten und den Sie jetzt, barfuß mit ein bisschen Schuh darum, empfinden. Und bleiben Sie ruhig langsam, damit ihnen ja kein Detail dieses »Lernens« entgeht, dieses »neu Entdeckens der Welt«, jetzt, da Sie wieder direkten Kontakt mit dem Boden, mit Ihrer Mutter Erde haben. Spüren Sie: sich, ihre Umwelt, die Luft – und lassen Sie zu, dass der Anfängergeist Sie strahlen lässt!

Und daher *langsam*. Sie kennen den mittlerweile sehr abgenutzten asiatischen Spruch »Der Weg ist das Ziel«. Aber wenn Sie sich den Spruch einmal langsam mit dem Anfängergeist vorsagen, dann können Sie erkennen, dass Sie genau das jetzt wieder lernen dürfen: den Weg als Ziel zurückzulegen, in Ihre Arbeitsstelle, zum Supermarkt, zu Freunden. Und da Sie, wenn Sie ankommen, das Ziel ja schon erreicht haben, können Sie sich vollkommen entspannen. Das Ziel ist nicht, in die Arbeit zu gelangen, sondern den Arbeitsweg zum Ziel ihrer Bewegung, Entspannung und Wiederentdeckung kindlicher Bewegungsfreude zu machen! Und daher langsam, damit Ihnen ja nichts entgeht! Sie sollen keine körperliche Leistung erbringen, sie sollen sich einfach bewegen und nebenbei kommen Sie in der Arbeit an. Dann arbeiten Sie, und dann dürfen Sie wieder heimgaufen. Und spielen Sie mit dem Gaufen: Je nach Lust und Laune und Ort, wo Sie gerade sind, ist ihre Bewegung einmal eher ein Gehen, dann vielleicht einmal eine Art Zwischensprint, nur so zum Spaß, weil da gerade ein schöner Wiesenstreifen ist oder weil die Sonne gerade so schön herscheint, dann wieder unser entspanntes Mittelding aus Gehen und Laufen. Sehen Sie Gaufen nicht als strenge Technik, sondern als anfeuernde Aufforderung, ihren kindlichen Bewegungsdrang in Ihr aktuelles Berufsleben hinüberzuretten.

In Stille, damit Sie sich und die Welt hören können. Unsere Welt da draußen ist laut genug. Was da an akustischen Informationen ständig über uns drüberflutet, Informationen wie »da fährt ein Auto und noch eins und noch eins, und dieses fährt schnell, und da fliegt ein Flugzeug drüber, ein Moped, ein Motorrad, noch ein Moped« – die »faszinierenden Geräuschteppiche« unserer Städte. Ah, und da ist es auf einmal still, in einer Nebenstraße, in die Sie gerade gaufenderweise eingebogen sind, ein Park, in dem Kinderlachen zu hören ist, das Sie gleich anstecken könnte (wenn Sie es halt hören ...), ein Bellen eines Hundes, der freudigst einem Ball nachjagen will (und Sie daran erinnert, dass Sie zum Beispiel immer einen Hund haben wollten; komisch, dass Sie daran seit Ihrer Kindheit nicht mehr gedacht haben und es Ihnen gerade in diesem Moment wieder einfällt ...), eine alte Dame, die, auf einer Parkbank in der Sonne sitzend, sich angeregt mit einem jungen Mann unterhält (und Sie denken lässt, dass Sie selbst schon lange nicht mehr einfach nur in der Sonne gesessen sind und die Wärme genossen haben ...). All das und noch viel mehr hören Sie, wenn Sie hören, wenn Sie der Welt zuhören, wenn Sie sich zuhören. Die Vorraussetzung dafür ist, dass Sie sich Zeit lassen, um die Eindrücke von innen und außen zu verarbeiten (daher »langsam«) UND dass Sie sich nicht »zustöpseln«, sich nicht über Kopfhörer mit Musik oder Informationen »abfüllen«. – »Ich kann ja gleich die Zeit nutzen, um Nachrichten, Börsenberichte, endlich diese und jene Musik zu hören.« – Nutzen Sie die Zeit nicht *so*, nutzen Sie diese Zeit des Gaufens, um sich selber zuzuhören, um in sich hineinzuhören, um um sich herum zu hören. Da ist Information genug. Wie fühlen sich *heute* ihre Füße an, wie ihre ganzen Beine? Wie geht es mir heute, meinem Körper? Was braucht mein Körper heute, jetzt, in diesem Moment? Würde es ihm heute besser tun, ganz langsam oder eher schneller zu gaufen? Sind da noch irgendwelche Gedanken vom Vortag offen, die ich jetzt, in aller Ruhe, in der nächsten halben Stunde verdauen kann? Und dann eben all das, was rund um Sie passiert und was es in Ihnen und mit Ihnen macht.

»In sich hineinhören« bedeutet »in sich hineinfühlen«, und das geht viel besser und leichter *in Stille*. Auch wenn Sie gemeinsam mit Freunden oder Arbeitskollegen gaufen, vereinbaren Sie, nicht zu sprechen, sich nicht zu unterhalten während des Gaufens. Es genügt, die Nähe des anderen zu spüren und sich einfach immer wieder anzusehen und zu lächeln! Ihr Tag wird oder war gesprächsreich genug. Verdauen Sie den Tag in Stille, mit der sanften Bewegung und dem feinen Kontakt zu Ihrem eigenen Körper und der Umwelt. Man muss nicht immer reden, um gehört zu werden, man muss nicht immer den Worten des anderen zuhören, um ihn zu hören und zu verstehen. Die Stille kann man lernen. Wie oft haben Sie Stille in Ihrem Alltag? Wie oft gönnen Sie sich, mit einem anderen Menschen einfach in Stille zusammen zu sein, zusammen etwas zu erleben, einander vielleicht einfach nur zu halten und den anderen zu spüren? Oft reden wir, weil wir Stille nicht aushalten, weil wir glauben, dass wir reden *müssen*, dass wir verpflichtet sind, den anderen zu unterhalten, zu informieren. Nein. Punkt. Daher, *definitionsgemäß*, gaufen Sie *in Stille* …

… und *Tag für Tag*, weil Sie dann nicht mehr überlegen müssen. Es ist einfach so. Punkt. Egal, ob Montag, Dienstag, Mittwoch, egal, ob die Sonne scheint oder ob es regnet oder schneit, egal, ob es warm oder kalt oder windig ist, egal, ob heute ein anstrengender Arbeitstag bevorsteht oder einer wie jeder andere, egal, ob die Schwiegermutter heute Geburtstag hat oder ihr Sohn am Nachmittag ein Fußballmatch, egal, ob Sie letzte Nacht schlecht geschlafen haben oder Sie noch so viel anderes zu erledigen haben (Sie wissen schon, ich kenne *alle* Ausreden!). Gaufen Sie einfach mit der gleichen Selbstverständlichkeit, wie Sie in die Arbeit gehen, wie Sie täglich Zähne putzen, wie Sie auf die Toilette gehen, wenn Ihr Darm sich meldet. Hadern Sie nicht mit Ihrem Schicksal, dass Sie *schon wieder* losmarschieren *müssen*. Tun Sie es einfach.

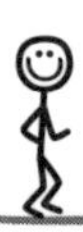

Und arbeiten Sie danach an Ihrem »Hadern«, an dem was Sie stört. Vielleicht haben Sie nur das falsche Gewand, die falschen Schuhe, vielleicht haben Sie davor nicht das Richtige gegessen. Vielleicht ist der Weg, den Sie nehmen, der falsche, vielleicht geht's bei der täglichen Bewegung um einen Satz Ihrer Eltern wie »Man muss sich täglich bewegen!«, den Sie noch nicht verarbeitet haben (und dessen Verarbeitung mit professioneller Hilfe wie der eines Psychotherapeuten die Chance in sich birgt, dass Sie sich als Mensch weiterentwickeln und Ihre Kindheit zu bewältigen lernen …). Vielleicht wollen Sie sich einfach nichts sagen lassen oder vielleicht hassen Sie Veränderung (und da geht's vielleicht wieder um Ihre Kindheit?), vielleicht haben Sie noch nicht das richtige Deodorant gefunden, mit dem Sie sich nach der körperlichen Bewegung beduften und wohl fühlen. Was immer. Es birgt die Chance für Entwicklung in sich, und Entwicklung bedeutet *Lernen*, und lernen soll ja einfach nur Spaß machen. Denken Sie an den Anfängergeist! Anfänger zu sein ist herrlich! Sie dürfen etwas lernen! Herrlich! Der Weg ist das Ziel!

Langsam, in Stille, Tag für Tag.

Auf Englisch: Slowly, in silence, day by day.

Klingt doch nach einem wunderbaren Lebensmotto, oder? Oder nach Worten, über die man herrlich meditieren kann, zum Beispiel beim Gaufen …

So könnte ein gutes Leben funktionieren.

Langsam – nicht hudeln, nicht hetzen, wenn man es eilig hat, soll man sich Zeit lassen (die gescheiten Chinesen …). Langsamkeit, um genießen zu können, um im Moment verweilen zu dürfen, um die Zeit anhalten zu können, um es so richtig tief in uns verankern zu lassen, um es einfach nicht zu vergessen.

In Stille – um uns und die Welt zu hören, um unsere innere Stimme zu hören, unsere Berufung, um abschalten zu können, um meditieren zu können, um frei zu sein von all dem Lärm und der Nicht-Stille unseres Alltags, unserer Alltagswelt, um die Natur hören zu können – das Kind, das lacht, die Vögel, die singen, die alte Frau, die sich mit dem jungen Mann unterhält; um dann gut zuhören zu können und die Qualität und das Wunder von Musik, von Stimmen, von Worten, von Gemeinschaft, von Erzähltem in vollen Zügen erleben zu dürfen, um die Nicht-Stille lieben zu lernen.

Tag für Tag – es macht Schwieriges einfach; es nimmt uns Angst, weil es »normal« ist, es einfach täglich zu machen; es gibt uns Halt, weil wir uns auf das Tägliche verlassen können; in der Bewegung stärkt es uns; es strukturiert und erleichtert uns das Denken; wir lernen zu schätzen, wenn es einmal nicht ist (so wie am Wochenende, wo Sie dann vielleicht nicht Gaufen, sondern irgendetwas anderes machen, dass den Tag zu einem besonderen Tag macht!). Tag für Tag ist unser Leben, jeder einzelne Tag ist unser Leben, jeder einzelne Tag kann wie ein ganzes Leben sein, jeder einzelne Tag eine Chance auf ein neues Leben, auf Veränderung – aus dem Halt heraus, gelernt zu haben durch die tägliche Wiederholung (und verstanden zu haben, worum es eigentlich geht im Leben).

Solche Ideen kommen mir beim Gaufen …

Bitte gaufen Sie: langsam, in Stille, Tag für Tag!

... noch etwas über Ruhe und Stille ...

Von morgens bis abends hetzen wir durch unsere Welt, weil wir glauben, dass das eben so sein muss; weil wir glauben, dass man sich geistig und körperlich so fortbewegt in unserer Welt; weil wir Ruhe und Stehenbleiben und Stille mit »Stillstand« gleichsetzen. Und wenn etwas nicht sein darf, in unserer Welt, dann ist es Stillstand. So hetzen wir, unser Geist, unser Körper, Tag für Tag, Stunde für Stunde, Sekunde für Sekunde, und verlieren mehr und mehr den Kontakt zu unserem Selbst, zu unserer inneren Ruhe, zu unserer tiefen inneren Verbundenheit mit unserer Welt. Und das, weil wir uns nicht die Zeit nehmen, Ruhe zuzulassen und in uns »hineinzuhören«. Nur wenn wir einmal Stille zulassen, hören wir vielleicht, was unser Selbst uns sagen möchte. Wir hetzen durch den Tag, durch die Arbeit, in die Freizeit hinein und dann können wir die Stille oft gar nicht mehr zulassen, weil wir Stille mit »Nichts« gleichsetzen. Und so glauben wir, dass wir zur Ruhe

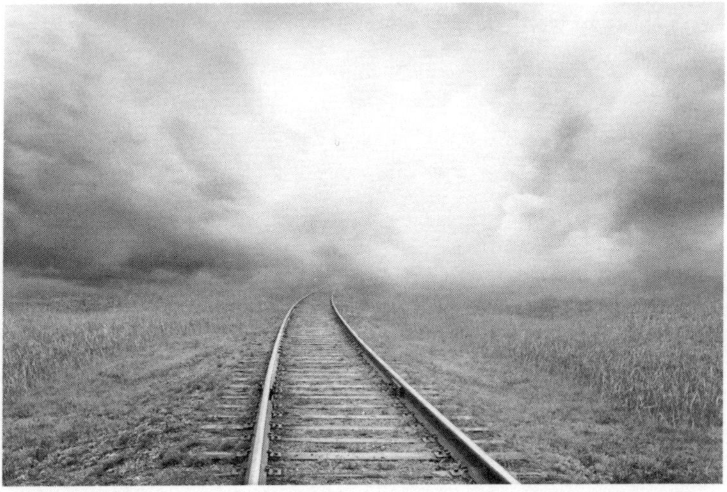

kommen müssen ohne Stille, indem wir Stille lieber erst gar nicht aufkommen lassen, indem wir reden und reden und reden oder Musik hören, »ruhige« oder »nicht ruhige« Musik, indem wir uns berieseln lassen und ablenken von dem »zur Ruhe kommen«.

Innere Ruhe finden wir nur in Stille. Ruhe gibt es nur in Ruhe. Und irgendwo in dieser Ruhe verbirgt sich unser Selbst (keine Angst, ich hör' schon auf mit dem Philosophieren ...).

Wenn Sie also *wirklich* zur Ruhe kommen wollen, *wirklich* abschalten wollen, sich *wirklich* erholen wollen von unserem stressigen Alltag, *kommen Sie zur Ruhe, kommen Sie in die Stille*, beginnen Sie, sich täglich ein paar Minuten Stille *zu gönnen*, sich und ihrem Selbst, lernen Sie sich in der Stille wieder kennen, begegnen Sie sich in der Stille, ohne Musik, ohne Reden, ohne Fernsehen, ohne Handy, ohne all unsere neuen elektronischen Spielchen. Beginnen Sie zu meditieren. Beginnen Sie, in Stille zu gaufen. Irgendwo da tief drinnen sitzt ihr Selbst und wartet darauf, von Ihnen gehört zu werden ...

Die Technik – Diverses

Ein paar Fragen sind noch offen.

a. Was mache ich mit meinen Händen?

Schauen Sie einfach, was sich gut anfühlt, was natürlich ist und vertrauen Sie Ihrem Instinkt. Am Angenehmsten ist es, wenn Sie Ihre Arme abwinkeln (etwa 45 Grad oder weniger, wenn Sie es genau wissen wollen …) und frei mit der Gauf-Bewegung mitschwingen lassen. Denken Sie jetzt einmal an die Trabbewegung eines Hundes oder eines Pferdes: Der Trab ist ein »Zweiertakt«, das heißt mit links–rechts, links–rechts, links–rechts ist die ganze Bewegung schon beschrieben. 1–2, 1–2, 1–2 … Das linke Hinterbein des Pferdes geht ZUSAMMEN mit dem rechten Vorderbein nach vorne, Flugphase (Definiton des Laufens …), das rechte Hinterbein geht ZUSAMMEN mit dem linken Vorderbein nach vorne. Das Traben des Pferdes entspricht unserem Laufen. Unser Laufen ist auch ein »Zweiertakt«: links–rechts, links–rechts, links–rechts. Das linke (Hinter-)Bein des Menschen geht ZUSAMMEN mit dem rechten Arm (alias Vorderbein …) nach vorne, Flugphase, das rechte (Hinter-)Bein geht ZUSAMMEN mit dem linken Arm (alias Vorderbein) nach vorne. Die Evolution hat uns auf unsere Hinterbeine gestellt, damit wir unter anderem unsere Arme für andere Zwecke benützen können. Aber der Bewegungsablauf ist noch tief in uns gespeichert. Wenn Sie also *natürlich* laufen wollen, lassen Sie ihre Arme sich natürlich bewegen, lassen Sie sie frei und entspannt mitbewegen.

Aus dem täglichen Gaufen habe ich verschiedene praktische Erfahrungen gemacht. Ich gaufe in die Arbeit immer mit einem leichten Rucksack und hänge mir gerne die Daumen in die Rucksackträger vor meiner Brust ein. Dadurch muss ich das Gewicht meiner Arme nicht halten, achte aber darauf, dass meine Schultern und die Ellbogen gut und frei natürlich mit der Bewegung der Beine mitschwingen. Noch entspannter, und so will ich ja in der Arbeit ankommen, wären zwei Schlaufen vor der Brust, um meine Arme, die Hände in etwa bis zum Handgelenk, da einhängen zu können. So würde dann wohl der ideale Gauf-Sweater aussehen: kuschelig, fesch und zwei Schlaufen vor der Brust (für den Winter als Fäustlinge, für den Sommer nur die Schlaufen …). Nur so eine Geschäftsidee! – Wenn es für Sie entspannt und natürlich mit den abgewinkelten Armen ist, dann noch besser. Ich gaufe halt oft schon um 5:30 Uhr morgens in meine Praxis, und da hängt noch so eine Müdigkeit und Trägheit im Körper, die ich sanft mit dem Gaufen vertreibe …

b. Wo ist der Kopf?

Auf jeden Fall oben …, aber vor allem müssen wir ja in der Stadt und dann auch noch »fast barfuß« ständig den Boden vor uns begutachten und die Verkehrslage um uns herum abschätzen. Ein erhobenes Haupt schützt vor Niedergeschlagenheit (so mein Lehrer François Remakers: »Die wichtigste Therapie bei Depression ist den Kopf nach oben zu bringen!«). – Die Augen ähnlich wie bei der Meditation halbgeöffnet mit dem Blick nach unten (und auf die Seite und nach oben, je nach Verkehrsaufkommen), wach und wachsam, der Kopf frei beweglich, die Schultern fallen lassen (darum auch die Idee mit der Schlaufe …). Ganz wichtig ist es, die Kiefer zu entspannen. Das geht am leichtesten, wenn man den Unterkiefer einfach einmal »fallen« lässt, der Mund kann dabei ruhig offen sein, damit Sie einmal empfinden, wie sich das anfühlt, wenn der Beißmuskel entspannt ist. Sie können aber auch einmal ganz, ganz fest die Zähne zusammenbeißen und diese Spannung für mindestens zehn Sekunden halten. Wenn Sie dann langsam den Biss wieder lockern, fühlt sich das meist sehr entspannt an: »Alles, was man stark anspannt, muss sich danach wieder entspannen.« – Eine Technik, die bei der Jakobson-Methode angewandt wird. Also, entspannen Sie ihren Musculus masseter, den Kaumuskel, und machen dann den Mund entspannt *zu*. Wir wollen ja keine Kleinstlebewesen beim Gaufen verschlucken… Allein schon ein entspannter Kaumuskel macht einen entspannten Nacken. Denken Sie an einen Hund, der Sie anknurrt: Sieht nicht entspannt aus, oder? Falls der Hund dann zubeißt (stellen Sie es sich nur vor…), macht er den Nacken ganz starr, um viel Kraft vom Körper in den Biss hinein übertragen zu können. Sie wollen ja nicht verbissen laufen, sondern entspannt. Also Kiefer entspannen…

c. Wie atme ich?

Die Atmung ist ein großes Thema. Die Atmung zeigt Ihnen genau, ob Sie sich im Moment anstrengen oder nicht. Sie sollen so gaufen, dass Sie sich NICHT anstrengen. Ihr Gaufen soll Sie entspannt in die Arbeit und später entspannt nach Hause bringen (oder zum Supermarkt, zum Rendezvous…). Die optimale Atmung ist die *Nasenatmung*. – Warum? – Weil Sie dazu da ist. Ihnen werden sicher Argumente einfallen wie: Die Nase befeuchtet die Atemluft und das ist gut für die Lunge, UND wenn ich Dreck einatme, bleibt viel davon schon in der Nase hängen und wird dann mit dem Rotz entsorgt. Völlig richtig! Aber noch viel wichtiger: *Die Nasenatmung gibt Ihnen Ihr perfektes Gauf-Tempo*! Die Nasenatmung bremst Sie! Die Nasenatmung zwingt Sie, nicht zu schnell zu werden sondern im Körper zu bleiben, in der Empfindung Ihres Körpers zu bleiben, nicht zu hetzen. Probieren Sie es aus! Es ist ein bisschen Übungssache, aber Sie haben ja Zeit. Fangen wir ganz einfach an: Atmen Sie einmal ganz schnell mit offenem Mund ein, bis Sie keine Luft mehr in die Lunge bekommen. So schnell wie möglich. Und jetzt atmen Sie, so schnell wie möglich, mit offenem Mund aus. Dazwischen lassen Sie ein bisschen eine Atempause, um »geistig Ihre Zeit zu stoppen«. – Geht ganz schön schnell, oder? Und jetzt atmen Sie durch die Nase so schnell wie möglich ein, Atempause, und dann aus. Wie lange dauert es durch die Nase? – Im Vergleich zu »durch den Mund« zweimal, dreimal, viermal so lange? Ja! Ihr Leben ist schnell genug. Gönnen Sie sich eine langsame Atmung! Und jetzt gehen Sie zum Beispiel Laufen. Sie laufen, immer schneller und schneller, und dabei atmen Sie die ganze Zeit durch die Nase. Es wird einen Punkt geben, da Sie mit der »langsamen Nasenatmung« nicht mehr auskommen. Sie werden den Mund öffnen und schnell ein bisschen Sauerstoff über den Mund tanken. Und genau diesen Punkt sollen Sie beim Gaufen NICHT überschreiten! Sie sollen sich beim Gaufen immer so schnell bewegen, dass Sie gut durch die Nase atmen können. Nutzen Sie die natürliche Bremse Ihrer Nase.

Ich höre Ihren Einwand: Und wenn meine Nase verstopft ist? Falls Sie durch eine akute Verkühlung verstopft ist, nehmen Sie das Zeichen Ihres Körpers an und schonen Sie sich. Die volle Nase sagt: So langsam kannst Du heute gar nicht gaufen, dass Du durch mich atmen kannst. Also gaufen Sie nicht! Und falls Ihre Nase chronisch verstopft ist, ist das entweder eine Sache für den Hals-Nasen-Ohrenarzt oder *Ihre Ernährung* (dazu später …). Hören Sie auf ihre Nase!

Weil wir gerade vom idealen Gauftempo gesprochen haben: Da hilft Ihnen auch das *Schwitzen*. Wenn Sie ihren Körper achtsam beobachten, werden Sie bemerken, dass Sie, sobald er sich übermäßig anstrengen muss, um das zu tun, was Sie ihm auferlegen, *vermehrt* zu schwitzen anfangen, so wie Sie zu schwitzen anfangen, wenn Sie nervös werden. In dem Fall wird ihr ganzer Körper nervös. Der Zeitpunkt, an dem man vermehrt zu schwitzen anfängt, entspricht der anaeroben Schwelle. Das ist der Zeitpunkt, ab dem der Körper mit der Sauerstoffversorgung zur Energiegewinnung nicht mehr auskommt und auf den anaeroben Stoffwechsel – jenen ohne Sauerstoff – umschalten muss. Dieser ist eine Art Notreserve des Körpers. Wenn Sie gerade damit beschäftigt sind, einem Löwen davonzulaufen, ist Ihnen zumeist ganz egal, ob dieses Laufen gerade ökonomisch und entspannend ist oder sich gerade ihrer Reserven bedient. Das Ziel sollte erfüllt sein: Sie entkommen dem Löwen. Aber beim täglichen Laufen oder Gaufen sollten Sie immer im ökonomischen und entspannten Bereich laufen, und das ist der aerobe Bereich. Sie brauchen also weder Pulsmesser noch Laktatbestimmung, um täglich zu gaufen (was ja wieder eine herrliche Ausrede hätte sein können: »Ich habe ja gar keinen Pulsmesser!« oder »Ich muss meine anaerobe Schwelle erst einmal bestimmen lassen!« – Nicht fürs Gaufen!). Ihr Körper sagt Ihnen genau, ab wann er sich »unproportional mehr« anstrengt, und diese Schwelle sollten Sie nicht übertreten.

d. Das richtige Gauf-Tempo

…kennen Sie jetzt schon. Aber ich möchte es noch zusammenfassen. Wenn Sie in aller Frühe losgaufen, sind Sie vielleicht innerlich schon vom *warmen Frühstück* aufgewärmt, aber ihr ganzer Bewegungsapparat ist es nicht, da Sie sich ja bis jetzt noch nicht viel bewegt haben (*außer* Sie haben schon Gymnastik oder Yoga oder Vergleichbares gemacht…). Sie sind der Jahreszeit entsprechend gut angezogen, haben Ihre Gaufer, Ihre Barfuß-Schuhe an, und begeben Sich auf Ihren Weg durch die Stadt oder auch über Land Richtung »Arbeit«. Ich persönlich habe durch meine frühere Asthma-Erkrankung gelernt, sehr langsam und achtsam aufzuwärmen, wenn ich mit einer Bewegung loslege. Mein Körper braucht etwa eine Viertelstunde, bis er Betriebstemperatur hat. In dieser

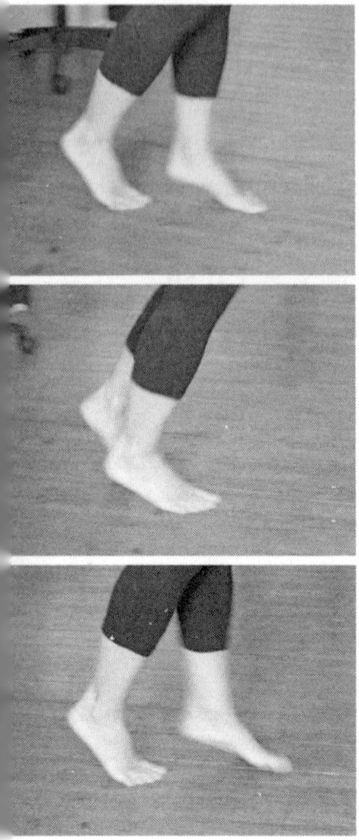

Zeit laufe ich ganz, ganz langsam, um ja keinen Asthmaanfall zu bekommen. Sobald ich bemerke, dass ich zu Schwitzen anfange, ist der Körper, ist meine Lunge (das Schwitzen macht in diesem Fall *chinesisch* die Lunge) gut aufgewärmt und ich kann schneller laufen. Bei GAUFEN bleibe ich bei dieser Geschwindigkeit. Es ist also jene Geschwindigkeit, die meinen Körper ganz sanft in die Bewegung, in die Aktivität einführt. Diese Geschwindigkeit tut meinem Körper einfach nur gut, daher bleibe ich bei ihr, und so bleibe ich in einem Entspannungszustand, der sich mit der Zeit anfühlt, als würde ich ein paar Millimeter über dem Boden schweben. Der Geist ist dabei wach, bewegt sich im Atemrhythmus und ist frei im Fluss wie bei einer Meditation. In diesem Zustand habe ich das Gefühl, dass er ewig dauern könnte und auch bitte, bitte ewig dauern möge. Die Beine bewegen sich dabei so mühelos, dass ich mit der Zeit nicht sagen kann, ob ich nur laufe oder gehe oder eben gaufe. Die Bewegung nimmt ihren natürlichen Lauf… Es fühlt sich an wie eine Gehmeditation oder Laufmeditation, nur dass ich meinen Geist auf meine Umwelt konzentriert lasse, da ich ja Straßen überqueren, Gehsteige rauf- und runtersteigen, an Ampeln warten, Menschen, Hunden und Fahrrädern ausweichen muss, ohne aber dieses gute Gefühl zu verlieren, in meinem Körper zu sein. Allein schon durch das »Fast barfuß Gehen« erhält mein Körper über die Fußsohlen ständig viele Informationen, auf die es über die Bewegungsachse zu reagieren gilt, Informationen, die in herkömmlichen Schuhen vollständig verloren gehen. Das meditative Gefühl wird auch dadurch unterstützt, dass man sehr gut mit dem Boden, mit der Erde in Kontakt, in Verbindung steht, dass man sie spürt und sich geerdet und geborgen fühlt. Bei jeder Form der Meditation ist es wichtig, gut mit der Erde verbunden zu sein, einen guten Stand, einen guten Sitz, einen guten Kontakt mit ihr zu haben. Und so bewege ich mich, bewegen Sie sich Richtung Arbeitsplatz (oder zum Supermarkt oder zum Rendezvous ...). Vielleicht bekommen Sie mit der Zeit Lust, so richtig schnell zu laufen. Wunderbar. Alles ist erlaubt, *solange* Sie diesen einen sensiblen Punkt beachten, an dem Sie spüren, dass sich der Körper *ab jetzt* unverhältnismäßig mehr anstrengt: die *anaerobe Schwelle*. Sie spüren es, Sie müssen es nicht messen! Ihre Atmung sagt es Ihnen (die Nasenatmung wird zur Quälerei und Sie nehmen den Mund zu Hilfe), Ihr vermehrtes Schwitzen sagt es Ihnen. Hören Sie auf Ihren Körper, egal ob Sie gehen, gaufen oder laufen.

Gilt das Alles nur fürs Gaufen?

Sie haben jetzt so viel über Gauftechnik gehört, wie die Vorteile des Barfußgehens, wie man den Schwerpunkt vor seine Füße bekommt, welches Tempo Ihr Tempo sein sollte, dass Sie eine kleine Schrittgröße wählen sollen und es kommt noch mehr. – Nein, das gilt nicht nur fürs Gaufen, das gilt vor allem auch fürs Laufen. Wenn Sie alles, was Sie über das Gaufen gelernt haben, beim Laufen machen, dann laufen Sie richtig! Gaufen ist ja dieses Mittelding zwischen Gehen und Laufen, aber natürlich auch das langsame Laufen. Das Laufen in Ihrer Freizeit wird Ihnen viel mehr Freude bereiten, wenn Sie schon durchs Gaufen trainiert sind. Und vor allem haben Sie jetzt so eine entspannende Lauftechnik erlernt und in Ihren Körper hineinbekommen, da wäre es ja Verschwendung, diese nicht auch bei den anderen Bewegungsformen, wie eben dem Laufen, anzuwenden. Aber auch beim langsamen Gehen mit der Bewegung über die Ferse werden Sie sich und Ihre Umwelt mit den Barfuß-Schuhen ganz anders wahrnehmen. Sie werden viel sanfter aufsetzen und werden frühzeitig auf »Irritationen« von Seiten des Untergrunds oder Ihres Körpers reagieren. Das werden Sie mit der Zeit so automatisch machen, dass Ihnen vielleicht fad sein wird, wenn Sie dann einmal wieder »normale« Schuhe anziehen …

Was mache ich, wenn ich schon Schmerzen habe?

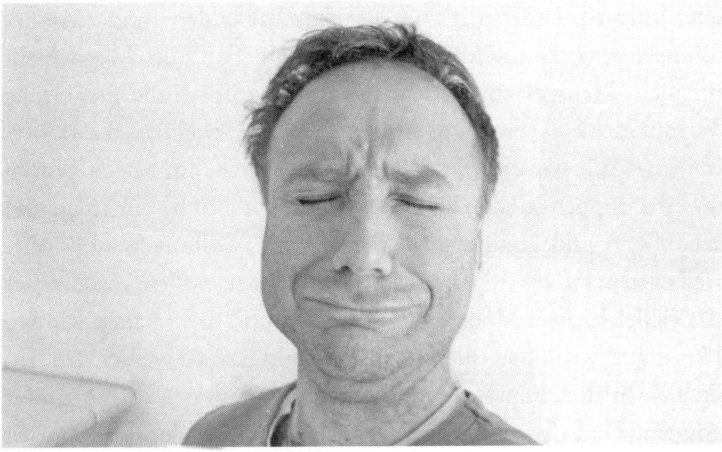

Es würde den Rahmen dieses Büchleins sprengen, auf alle erdenklichen Schmerzen und Verletzungen des Bewegungsapparates einzugehen (und soll an anderer Stelle ausführlichst nachgeholt werden). Aber das Allerallerwichtigste ist die Achtsamkeit gegenüber dem eigenen Körper, der sehr vorsichtige und achtsame Umgang mit Beschwerden. Falls Ihnen irgendein Teil Ihres Bewegungsapparates Schmerzen bereitet, sei es der Fuß, die Ferse, das Knie, die Hüfte, ein Teil Ihrer Wirbelsäule, der Kopf – welcher Teil auch immer –, *wenn* dahinter Überlastung oder ein falsches Bewegungsmuster (zum Beispiel beim Laufen) steckt, kann das Gaufen für Sie die Chance eines *Resets* sein, ein Neuanfang, ein Erlernen einer neuen Technik. Wenn Sie sich bei Ihrem Computer gar nicht mehr auskennen oder wenn er sich »aufgehängt« hat, dann schalten Sie Ihn einfach einmal aus und schauen Sie, ob das Problem damit nicht weg ist. Gaufen soll eine Art Reset-Knopf sein. Gaufen soll Sie bewusst zu Ihrem Körper zurückführen, zu Ihrer natürlichen

Geh- und Lauftechnik. In Deutschland gibt es eine Untersuchung, die belegt, dass 70 Prozent der Läufer jährlich mindestens einmal unter Schmerzen und deren Folgen leiden. 70 Prozent! Da stimmt doch irgendetwas nicht mit dem so gesunden Laufen, oder? Die eine Seite ist das Tragen von »überkorrigierenden« und »überbeschützenden« Laufschuhen, welche dem Fuß die Möglichkeit nehmen, kräftiger zu werden und ganz natürlich die uns eigene Technik der Fortbewegung anzuwenden. Das zweite ist das »Übertreiben«: Wir wollen immer ein Ziel erreichen, am besten gestern und das doppelt so schnell! Dabei wollen wir gleich abnehmen und schön sein und gesund! Die Eier legende Wollmilchsau! – Aber weil es so anstrengend ist, so viel auf einmal zu wollen, machen wir das vielleicht zwei Monate, drei Monate, und dann hauen wir den Hut drauf, weil's halt doch so anstrengend ist und weil es sich, zusätzlich zu all dem, was man im Alltag zu bewältigen hat, so schwer ausgeht. Und das war's dann und wir stehen wieder dort, wo wir vorher gestanden sind, aber diesmal vielleicht mit Schmerzen …

Gaufen bedeutet zunächst einmal zu lernen, barfuß zu gehen. Schön langsam, jeden Tag ein bisschen länger. Und wenn das Barfußgehen mit Barfußschuhen oder Turnschlapfen oder wirklich barfuß gut geht, dann werden Sie schön langsam ein bisschen schneller und Sie gaufen schon. Und wenn Sie das einmal ein paar Wochen gemacht haben, wird es Teil Ihres Alltags werden, weil Sie das Gaufen in Ihren Arbeitsalltag einbauen. Das ist die Idee. Denken Sie an den Weinkeller, bei dem Sie in der Mitte eine Stütze errichten: Das Gewölbe wird instabil und wird vielleicht zusammenbrechen. Wenn Sie schön langsam Ihren Fuß auf Barfuß-Modus umstellen, wird er lernen, sehr achtsam zu gehen und wird gleichzeitig das Fußgewölbe trainieren, sodass Sie nicht mehr in Versuchung kommen, Ihre Senk- oder Senkspreizfüsse mit »Knödeln« unter dem Fußgewölbe abzustützen. Barfußgehen und -laufen ist die beste Therapie für Füße mit schwachem Fußgewölbe! Wenn Sie Senk- und oder Senk-Spreizfüße haben, ziehen Sie ihre

Schuhe aus! Jeden Tag ein bisschen länger! Wenn Sie Schmerzen in der Achillessehne haben, ziehen Sie Ihre Schuhe aus! Jeden Tag ein bisschen länger. Die Achillessehne freut sich, dass Sie endlich zeigen kann, dass Sie *eine Feder* ist, wenn Sie endlich ihre natürliche Funktion erfüllen darf. Das macht Sie stark und verletzungsunanfällig! Jeden Tag ein bisschen mehr! Und so ist es mit den Knien, die durch überkorrigierende Schuhe unnatürlich und ohne Chance, Belastungen in der Bewegungsachse auszugleichen und daraus Ökonomie in der Bewegung zu lernen, dahinvegetieren, und so ist es mit den Hüften und so ist es mit der Wirbelsäule!

Nur wenn vom Fuß aus all die Informationen vom Boden auch weitergeleitet werden, kann die gesamte Bewegungsachse darauf reagieren, kann sie Gegenmaßnahmen, Gegenbewegungen, Stabilisierungen vollziehen. Nur wenn die Bewegungsachse mitbekommt, worauf man da eigentlich läuft, wird die Technik des Bewegungsapparates entsprechend sein. Ziehen Sie ihre Schuhe aus! Und für Läufer kann das ja zum Beispiel bedeuten, dass Sie barfuß oder mit Barfuß-Schuhen trainieren und dann im Wettkampf mit den gewohnten Schuhen. Wichtig ist das tägliche Training. Das prägt den Bewegungsapparat und sollte jede einzelne Gelenkverbindung stärken und stabilisieren. Bei Maximalbelastung, wie einem Straßenlauf als Marathon oder Ultramarathon, kann man ja dann schonend vorgehen und dem Fuß eine Auszeit gönnen. Nur dann ist der ganze Bewegungsapparat schon stark und wird, auch ohne Zusatzinformationen der Sohle im Moment richtig reagieren. Es geht ums Tägliche! Das was Sie täglich machen, formt Ihren gesamten Körper: die tägliche Arbeit, ob Sie sie glücklich macht, die tägliche Bewegung, ob sie physiologisch für Ihren Körper ist, die tägliche Ernährung, der tägliche Umgang mit Ihren Liebsten. Wieder einmal das Zauberwort: täglich!

Bei Maximalbelastung können Fußstützen wie unsere Laufschuhe, oder Bandagen oder was immer durchaus hilfreich sein. Wenn Sie Schmerzen haben, Resetknopf drücken. Gut ist, wenn

Sie einen Arzt Ihres Vertrauens oder einen Physiotherapeuten haben, der Sie bei diesem Weg begleitet und unterstützt. So können Sie immer wieder korrigieren und holen sich die Bestätigung, dass Sie noch auf dem richtigen Weg sind. Schmerzen sind Warnsignale ihres Körpers, die Sie hören und verstehen lernen müssen. Der Schmerz kann eine Chance sein, den richtigen Weg im Leben einzuschlagen, die richtigen Entscheidungen im Leben zu treffen. Sehen Sie Ihn als Lehrmeister, Ihnen Ihre Schwachstellen vor Augen zu halten und Sie zu lehren, diese auszugleichen und so zu leben, dass Sie keine Beschwerden mehr haben. Wenn Sie keine Schmerzen mehr haben, sagt Ihnen Ihr Körper, dass Sie jetzt wieder auf dem rechten Weg sind, dass Sie so und in dieser Richtung weitergehen sollen und dürfen. Und wenn Sie dann noch ein Arzt oder Physiotherapeut dabei unterstützt, haben Sie den richtigen Coach an Ihrer Seite!

Barfuß

Kennen Sie die gleichnamige deutsche Komödie von und mit Till Schweiger und Johanna Wokalek? Er, beruflich und privat vor sich hin stolpernd, trifft auf sie, junge Frau in der Psychiatrie lebend, mit verschobener Wahrnehmung und gelebtem nicht gesellschaftskonformem Anderssein. Sie geht ihm einfach nach, aus der Psychiatrie heraus, in die Welt, die sie nicht kennt und die er nicht meistert. Und er lernt, für jemanden, für sie zu sorgen, und sie lernt trotz psychischer und körperlicher Barfüßigkeit auf ihren Füßen zu stehen. Sie verweigert Schuhe, geht immer barfuß, vielleicht um besseren Kontakt zur Erde zu haben, um sich besser erden zu können, da es oben im Kopf eh schon durcheinander ist … – Ein herrlicher Film!

Barfußgehen erdet. Ohne Schuhe nehmen Sie direkt Kontakt zu unserer Erde auf. Die Schuhe auszuziehen bedeutet nicht einfach nur, barfuß zu sein, sondern setzt eine bewusste Entscheidung gegen die Richtung, die die Menschheit einschlägt. Die heutige Menschheit versucht sich über die Natur zu stellen. Die heutige Menschheit, wir alle als Einheit gesehen, stellt sich an die Spitze der Evolution und fordert das Recht ein, über den Rest der Evolution und unseren Heimatplaneten Erde, den Ort, dessen Teil wir sind, aus dem wir wurden und zu dem wir wieder werden, zu entscheiden. Der Mensch nimmt sich das Recht heraus, die Zukunft und das Schicksal unserer Erde zu bestimmen. Der Mensch hat den Kontakt zu seiner Geburtsstätte – unserer Mutter, unserer Erde – verloren. Hätte er den Kontakt noch, würde er *spüren*, wie es ihr geht, wie sie leidet und ächzt und stöhnt unter der konsequenten und systematischen Zerstörung ihrer Oberfläche und ihrer Atemluft, ihrem Klima. Der Mensch spürt seine Wurzeln nicht mehr, spürt nicht mehr, wie sehr er Teil alldessen ist, was er betritt und dann zerstört. Und mit der Zerstörung der Natur um sich herum zerstört der Mensch auch die Natur in sich. Mit dem Verlust des Kontakts zur Erde *um* uns passiert auch der Verlust des Kontakts zur Erde *in* uns, zu unserer *Mitte*. Und wenn wir einmal nicht mehr spüren, wie es uns eigentlich geht, weil wir uns – unsere Mitte – einfach nicht mehr spüren, fällt uns alles um uns auch nicht mehr so richtig auf. Wir stumpfen in uns ab, und die Wahrnehmung für alles um uns schwindet auch zusehends.

Ein kleiner Schritt gegen diese Entwicklung ist es, *die Schuhe auszuziehen*. Spüren Sie einmal, wie herrlich sich Gras, warme Steine oder heißer Sand anfühlen. Nehmen Sie wieder Kontakt auf zu unserer Erde und zu ihrer natürlichen Oberfläche. Und dann spüren Sie die Oberfläche, die wir heute unserer Erde zumuten. Spüren Sie ihre Füße auf Asphalt, auf Beton. Spüren Sie die unbarmherzige Härte, die die Entwicklung vorangetrieben hat, »Weiches« um den Fuß herum zu erschaffen, um diese Härte nicht mehr zu spüren; Weiches wie dicke Schuhe. – Wie herrlich fühlen sich unsere Füße in weichen Lederschuhen an. Doch das was Sie spüren, ist nicht unsere Erde, ist nicht der Boden, sondern eine Schutzschicht aus Tier oder Kunststoff. Das, was Sie mit jedem einzelnen Schritt spüren, ist nicht die Wirklichkeit unserer heutigen Erde, sondern eine Art Nostalgiefilm, der dem Körper vorgespielt wird. Das, was Sie mit jedem einzelnen Schritt spüren ist ein aufgesetztes Lächeln, ein Grinser. Das wahre Lächeln ihres Fußes kommt erst dann wieder, wenn Sie die Schuhe ausziehen und in die Natur hinausstapfen.

Sie denken sich vielleicht, dass das alles jetzt *ein bisschen* dramatisch und übertrieben klingt … – Vielleicht haben Sie recht. Ich möchte, dass Sie die Botschaft verstehen und *spüren*. Sie wissen, jeder Weg beginnt mit *einem* Schritt, und den würde ich Sie bitten, *ohne Schuhe* zu machen … Und weil wir die Welt und diese riesige Platte Asphalt und Beton nicht mit dem ersten Schritt wegräumen können, helfen wir uns in der Zwischenzeit mit »Noshoe-Schuhen« (siehe oben).

Vor nicht all zu langer Zeit war es üblich, so viel und so oft wie möglich ohne Schuhe zu gehen, vor allem im Sommer, schon alleine deshalb, um die wertvollen Schuhe zu schonen, aber auch, um den Fuß sich ganz normal und ohne Beschränkung entwickeln zu lassen. So war es sicher noch in der ersten Hälfte des letzten Jahrhunderts. Und auch noch aus meiner Kindheit in den 1970er-Jahren kann ich mich gut erinnern, dass ich, aus der Schule kommend, erst einmal die Schuhe ausgezogen habe und barfuß in den Garten gelaufen bin. Und als wäre es gestern, kann ich noch immer das weiche Gras auf meinen nackten Füßen spüren. Herrlich. Am Land war es anders. Barfuß sein war normal. Wo wollen Sie heute ihre Kinder barfuß in der Stadt herumlaufen lassen? In den Parks? Ja vielleicht, aber da liegt dann oft viel gefährlicher, spitzer oder scharfer Mist herum, der uns Eltern nicht wirklich entspannen lässt, wenn wir unsere Kinder beim Spielen beobachten. Schuhe sind nun einmal auch ein Schutz vor den Gefahren der Stadt. Ihn abzulegen birgt Risiken. Das heißt, dass wir uns die Umgebung, in der wir und unsere Kinder barfuß gehen können, gut aussuchen müssen.

Der Körper hat bestimmte Regionen mit ganz vielen sensorischen Nerven ausgestattet, mit Nerven, die uns ganz viel spüren lassen. Wir haben sehr viele solcher Nerven auf den Händen, da wir sehr differenziert mit unseren Händen arbeiten und arbeiten können müssen, sehr viele dieser Nerven im Gesicht und in den Geschlechtsteilen, wodurch beides sehr sensibel auf Berührung reagiert, *und* auf unseren Fußsohlen. Die Fußsohlen und vor allem die Vorfüße mit den Zehen und den Vorfußballen empfinden genauso viel wie unsere Hände! Und was machen wir im Alltag mit diesen wunderbaren hochsensiblen Regionen? Wir verwenden unsere Hände und Finger, um zu berühren und zu spüren, um fein zu arbeiten, Klavier und Gitarre zu spielen. Unsere Geschlechtsregionen ermöglichen es uns, durch ihre starken Empfindungen sehr intensiv und nahe mit anderen Menschen in Berührung zu kommen. – Aber was machen wir mit den hochsensiblen Fußsohlen? – Wir packen Sie in »Nostalgiefilm vorspiegelnde Schutzhüllen« und lassen Sie dort nicht mehr heraus. Denken Sie einmal daran, wie ein Kleinkind die Welt entdeckt: mit seinen Händen, mit seinen Augen, mit seinen Füßen. Stellen Sie sich die anfänglich ungelenken Bewegungen vor beim ersten Umdrehen, beim ersten Krabbeln, bei den ersten Gehversuchen. Von Tag zu Tag werden sie immer sicherer, immer stabiler. Und denken Sie an das Lächeln, das Lachen, das Strahlen der kleinen Gesichter. Herrlich! Mit unseren hochsensiblen Körperregionen sagt uns die Evolution, dass diese Regionen sehr wichtige Regionen sind und dass wir ihre Gefühlsempfindungen gut nutzen und verwenden sollen.

Wenn Sie barfuß gehen, nutzen Sie endlich auch die hochauflösenden Analyseprozesse der Fußsohlen. Denken Sie an eine angenehme Fußmassage, speziell auch an die Fußreflexzonenmassage. Diese spezielle Massageform nutzt die hochsensiblen Regionen des Fußes, um Entspannungen im gesamten Körper herbeizuführen. Unsere hochsensiblen Regionen sind ja quasi nur der Empfänger von Informationen, die Eintrittspforte für Inputs von außen. Die Informationen laufen dann im Gehirn zusammen und von dort aus können sie Einfluss auf den ganzen Körper und auf unsere Psyche nehmen. Barfußgehen auf angenehmem Untergrund ist wie eine Fußreflexzonenmassage. Sie brauchen nicht groß zu einer Masseurin oder einem Masseur gehen, ziehen Sie sich einfach die Schuhe aus und gehen Sie!

Sie kennen das sicher: endlich Urlaub! Sie fliegen ans Meer, das Sie mindestens ein Jahr nicht mehr gesehen haben, stellen nach längerer Anreise noch schnell das Gepäck im Hotel ab und dann gleich zum Meer hinunter. Und was machen Sie dort? – Sie ziehen ihre Schuhe aus und gehen erst einmal barfuß durch den warmen Sand, runter zum Wasser, ertasten vorsichtig die Wassertemperatur, balancieren spielerisch auf den Steinen oder dem Kiesel in der Gischt des Meeres herum, und ab diesem Moment beginnt der

Urlaub, und ab diesem Moment können Sie »wieder Kind sein«, erlauben sich, langsam zu sein, zu lächeln bei all diesen »Kleinigkeiten« der Naturempfindung. Barfuß sein hat für Sie vielleicht auch noch viel mit Kind sein dürfen zu tun. Und warum dieses herrliche Gefühl für den Urlaub aufsparen? Warum nur am Meer? Ich sage meinen Patienten immer, dass wir eigentlich so leben sollten, dass wir keinen Urlaub brauchen. Jeden Tag und jede Woche sollten wir einen kleinen Urlaub in unseren Alltag einbauen! Sei es, dass wir uns eine Oase in unserem Garten erschaffen, oder, dass wir uns regelmäßig massieren lassen oder dass wir regelmäßig die Schuhe ausziehen und kindlich verspielt durch die Welt tasten … Urlaub darf dann natürlich auch noch sein. Aber der ist dann die Zugabe, die Torte am Sonntag, und die Möglichkeit, mehr von unserem schönen Land, unserer schönen Welt zu sehen und zu reisen. Alleine dadurch, dass Sie die Schuhe ausziehen, entgehen Sie schon ein bisschen unserer harten Alltagswelt. Und wenn Sie dann auch noch täglich barfuß gehen, denken sich ihr Fuß und somit ihr Gehirn und dann ihre Psyche und ihr ganzer Körper: Okay, ab sofort haben wir jeden Tag ein bisschen Urlaub, ab sofort bekommen wir unzählige Informationen über unsere Erde und unsere Welt über die Fußsohlen geliefert, die wir auch gut nutzen können, um ein viel besseres Gefühl für unsere Natur um uns und in uns zu bekommen. Und diese unzähligen Informationen nutzt unsere Natur, unser Körper, um den gesamten Bewegungsablauf zu optimieren, um unsere 206 Körperknochen und unsere jeweils 26 Fußknochen mit all den unzähligen Sehnen- und Bandverbindungen und den großartigen Muskelkonstruktionen bestens und damit schonend und unserem einzigartigen Körper konform zu bewegen. Durch diese wunderbare, perfekte Bewegungsform optimieren wir gleich auch unsere Atembewegung, sodass Bewegung und Atmung sich gegenseitig umschmeicheln, und dadurch optimieren wir gleich auch unseren gesamten Verdauungsapparat, weil der die sanfte Bewegung, die fortan im Körper vorherrscht, braucht, um sanft die Nahrung von oben zu verarbeiten und sanft nach unten hin abzuführen. Und auf einmal geht es uns so richtig gut, denn *wenn es dem Körper so richtig gut geht, kann es ihrem Geist, ihrer Psyche gar nicht schlecht gehen.* Und das alles nur, weil Sie fortan täglich barfuß gehen! Und, wie schon mehrmals erwähnt, geht das ja in der Stadt auch wunderbar mit Barfußschuhen (oder no-shoes oder Gaufer oder wie immer man diese Art von Schuhen nennen möchte ...).

Hände, Füße und die anderen gut sensiblen Regionen unseres Körpers können alle gut schwitzen. Das ist einerseits notwendig und sinnvoll, um mehr zu spüren (eine feuchte Haut spürt mehr als eine ausgetrocknete), aber auch, um die Temperatur im Körper sensibel nachjustieren zu können. Sie werden bemerken, dass Sie wenn Sie regelmäßig gaufen auch mehr und leichter an den Füßen schwitzen werden. Das ist ein gutes Zeichen dafür, dass die Füße wieder mehr empfinden und auch wieder mehr ihrer Aufgabe in der Temperaturregulation nachkommen. Es ist spannend, dass wir in unserer heutigen Gesellschaft Körpergerüche ablehnen. Wenn wir jemanden nicht riechen, schaffen wir eine Distanz zu ihm, ähnlich wie wir mit Schuhen eine Distanz zum Boden schaffen. Dass wir jemanden *nicht riechen können* heißt, dass wir ihn ablehnen. Wenn wir durch »Geruchsschuhe« wie Deodorants oder Parfüms verhindern, dass uns jemand riechen kann, verhindern wir, dass er mehr Informationen über uns bekommt, verhindern wir das Wirken von Instinkten. Wir verbergen also unsere »innere Natur«. Sie wissen wie Hunde schnüffeln, an allem und jedem, an jedem feuchten Fleck eines Baums, in der Wiese, am Autoreifen. Der Hund weiß in der Sekunde alles, was er für den Moment über einen Artgenossen wissen muss, um abschätzen zu können, ob er Freund oder Feind ist. Und gerade Hunde schwitzen auch dort, wo schwitzen nicht primär der Temperaturregulation dient, sondern um mehr Informationen zu bekommen: an »Händen« und »Füßen« (also an den vier Pfoten) und um die Nase. Das Körperschwitzen haben

Hunde nicht. Sie benutzen das Hecheln (die Lungen), um sich zu kühlen.

Also, wenn Sie vermehrt »Schweißfüße« durchs Gaufen bekommen: nicht ärgern! Das ist ein gutes Zeichen! Benutzen Sie ruhig Wasser und Seife und »Geruchsschuhe«, um weiterhin gut mit ihren Artgenossen auszukommen …

Der bayerische Priester und Namensgeber der Hydro-(Wasser-)therapie Sebastian Anton Kneipp (1821–1897) wusste auch schon um den gesundheitsfördernden Effekt des Barfußgehens. Seine Therapie ist denkbar einfach, und damit auch einfach genial für diese Zeit: Schuhe ausziehen und im kalten Wasser auf Steinen auf- und abgehen! Damit aktiviert man einerseits die oben erwähnten Fußreflexzonen und der Fuß bekommt jene Aufgaben zurück, für die er auch gemacht wurde, wie eben die Informationsbeschaffung von außen und die Kühlung, vor allem, wenn die Füße durch ständiges Schuhetragen so richtig überhitzt sind. Und da beim Schuheausziehen jene Gerüche entstehen, die unsere Instinkte wecken (was die Menschen zu Kneipps Zeiten auch schon nicht wollten …), ist die Fußwaschung mit der Geruchsentfernung in der Therapie gleich inkludiert … So einfach; so einfach wie das Gaufen!

Wichtig beim Barfußgehen: die Füße und den Körper schön langsam daran gewöhnen! Die dicke Hornhaut, die ihren Fuß mechanisch schützen soll, kommt erst nach einiger Zeit wie die dicke Haut auf den Fingerkuppen der linken Hand des Gitarrenspielers. Geben Sie sich die Zeit. Und auch all die vielen Bänder und Sehnen und Gelenke und Knochen brauchen Zeit, um sich an die zwar natürliche, aber für ihren Körper neue Bewegung zu gewöhnen. Jeden Tag ein bisschen. So viele Jahre war das Barfußgehen für ihre Füße vielleicht die Ausnahme, vielleicht nur ein Zeichen, dass gerade der Urlaub beginnt, dass Sie »kurze Zeit Kind« sind. Und jetzt ganz langsam, ganz vorsichtig, *Schritt für Schritt*, so wie es Ihnen ihr Körper sagt, so wie er es Ihnen vorgibt. Nicht übertreiben. Nicht über den Punkt gehen! Punkt.

Wie erkläre ich meinem Chef, dass ich jetzt gaufe?

Die einfachste Möglichkeit ist wohl, ihm mein Buch zu empfehlen …

Was verändert sich, wenn Sie auf einmal gaufenderweise in der Arbeit erscheinen? Ihr Outfit wird anders sein, als Ihr Chef oder Ihre Kollegen es gewohnt sind. Das betrifft zunächst einmal natürlich die Schuhe. Das betrifft in zweiter Linie Ihr Gewand, da Sie vielleicht bequeme Kleidung zum Gaufen anhaben, die Sie dann in der Arbeit gegen Ihr »Arbeitsgewand« – wie immer dieses aussieht – tauschen. Denken Sie an Krankenschwestern oder Ärzte, die ins Spital zum Dienst kommen. Es ist ganz normal, sich umzuziehen, die Alltagskleidung abzulegen und stattdessen die Arbeitskleidung anzuziehen. Vielleicht war das für Sie bisher nicht üblich, da Sie in einem Büro arbeiten und schon in perfektem Outfit, im Anzug mit Krawatte und Business-Schuhen, im Kleid, im Hosenanzug, fertig geschminkt und wie aus dem Ei gepellt, an Ihrem Schreibtisch angekommen sind. Das können Sie ja ändern. Sie brauchen also einen Ort zum Umziehen, einen Platz, wo Sie ihre Arbeitskleidung aufhängen oder aufbewahren können. – Wenn Sie in einem Büro arbeiten, fällt da die Veränderung auf. Also werden Sie darüber reden, mit Ihrem Chef, Ihren Kollegen, zum Beispiel dann auf dieses Buch verweisen oder Sie laden mich ein und überlassen mir die Überredungsarbeit und gleich die Möglichkeit, *Gaufen* in Ihrem Büro, in Ihrem Betrieb salonfähig zu machen! Und wenn dann einmal mehrere aus Ihrer Arbeit gaufen, ist das eine Veränderung zum Wohle des ganzen Betriebs und dient der Verbesserung des Arbeitsklimas, der Zusammenarbeit und der allgemeinen Gesundheit. Wenn Sie einmal so viele sind, dass Sie sich vielleicht zusammenschließen, dass Sie sich vor der Arbeit an einem bestimmten Punkt treffen und zum Beispiel die letzten drei, vier Kilometer zur Arbeit gemeinsam gaufen, dann haben Sie gewonnen! Und wenn dann vielleicht auch noch der Chef mitgauft, haben Sie alle doppelt gewonnen. Falls es wirklich dazu kommt, nicht vergessen: langsam, in Stille, Tag für Tag! Führen Sie gaufen richtig ein, sodass es von Anfang an das bleibt, was es für jeden Einzelnen sein soll: ein stiller, entspannter, aufwärmender, nicht überfordernder, ohne jeglichen Leistungsgedanken auskommender Start in einen wunderbaren Tag; einen ihrer Tage, die Ihr ganzes Leben ausmachen. In der *Gaufgemeinschaft* sollen Sie die Gemeinschaft spüren, die Zusammengehörigkeit, die Freundschaft, die Stärke der Gruppe. Die Gaufgemeinschaft sollte nicht die Vorbesprechung des Arbeitstages oder die Nachbesprechung der Arbeitswoche sein, sollte nicht dem Smalltalk dienen oder dazu da sein, jemanden aus einer anderen Abteilung auszurichten… Gaufen soll in Stille passieren. Nur so haben Sie alle die Aufmerksamkeit auf Ihre Körper gerichtet, nur so nehmen Sie den Untergrund war, die Verbindung zur Erde. Nur so verarbeiten Sie alle Eindrücke des Morgens, des beginnenden Tages, nur so können Sie die Bewegung genießen.

Also, wenn es einmal so weit ist, dass mehrere bei Ihnen gaufen, wird es auch ein Leichtes sein, ein paar Dinge in Ihrem Büro zu verändern; so zum Beispiel einen Raum zu finden, wo man sich in Ruhe und ungestört umziehen kann, einen Platz, an dem Sie ihr Arbeitsgewand – wie immer das auch aussieht – und Ihre Arbeitsschuhe aufbewahren können und wo Sie Ihr Gaufgewand für die Zeit bis zum nach Hause Gaufen ausdünsten lassen können. Im Notfall hängt das Sakko eben über dem Schreibtischsessel und das Kleid in der allgemeinen Garderobe. Im Notfall ziehen Sie sich eben im Bad oder auf der Toilette um. Wo ein Wille, da ein Weg! Ausreden werden Sie leicht und gerne finden:

Die Ausreden

a. Aber ich schwitze so bei Bewegung …

Optimal ist natürlich eine Dusche in der Arbeit, aber wenn es die nicht gibt, gibt es sicher die Möglichkeit, sich mit einem Waschlappen am Waschbecken zu waschen. Und wenn Ihnen das zu aufwendig ist, dann gibt es die Baby-Feuchttücher; und die gibt's sehr hautfreundlich, eben für unsere Kleinsten entwickelt. Mit denen können Sie sich wunderbar den ganzen Schweiß abwischen und sie hinterlassen am Körper auch noch einen angenehmen babykonformen Duft. Viele Menschen kommen sowieso abgehetzt und verschwitzt in die Arbeit, ohne sich dann duschen zu können. So richten Sie sich wenigstens gezielt darauf ein und wischen sich den »Entspannungsaufwärmschweiß« geplanter Weise vom Leibe.

b. Mir verrinnt die Schminke beim Gaufen …

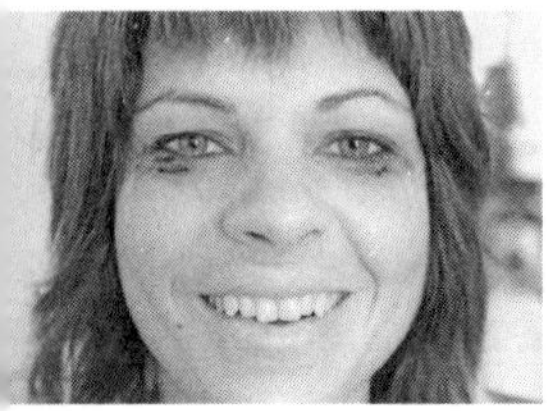

Dann schminken Sie sich eben erst in der Arbeit oder variieren Ihren Gesichtsschmuck dahingehend, dass er nicht verschmiert … Das ist das Herrliche, wenn Sie einmal eine kleine Gruppe beim Gaufen sind: Sie haben alle die gleichen Vorraussetzungen, müssen sich vielleicht alle erst umziehen und die Schminke nachjustieren – wunderbar, welche Gruppendynamik da schon in aller Frühe entsteht! – Es geht immer darum, wie Sie etwas sehen: als Problem oder als Herausforderung! Alles was mit Umziehen, Schminken, Schwitzen und Waschen, Gewand-Wohin zu tun hat, kann eine Herausforderung sein, kann ein Potential in sich bergen, Veränderungen zum

Besseren in ihrer Arbeit zu bewirken. Aus meiner Spitalszeit kann ich Ihnen nur sagen, dass es ein herrliches Gefühl ist, für die Arbeit ein spezielles Gewand anzuziehen. Dieses Gewand schützt Sie dann in der Arbeit, begleitet Sie und speichert all die »Energien« der Arbeit oder der Menschen, mit denen Sie in der Arbeit zu tun haben. Wie immer Sie sich das mit der »Energie« vorstellen, mit Gerüchen zum Beispiel, auf jeden Fall bleibt dann diese Energie am Arbeitsplatz, wenn Sie sich nach der Arbeit umziehen, wieder ihr Privatgewand überstreifen und Richtung Heimat losgaufen. Der Gewandwechsel ist mehr als einfach nur umziehen. Der Gewandwechsel hilft Ihnen, die Ihnen zugeteilte Rolle in der Arbeit zu übernehmen und dann auch an Ihrer Arbeitsstätte zu lassen, er hilft Ihnen, nach der Arbeit abzuschalten.

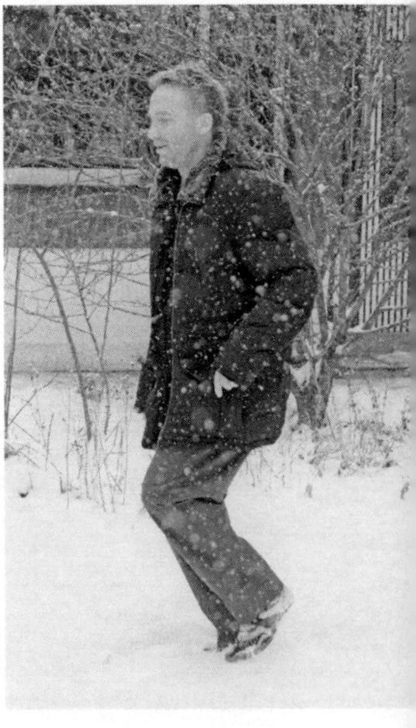

c. Im Winter ist es mir einfach zu kalt für Zehenschuhe …

Sie können einmal probieren, ein bis drei Paar Zehensocken anzuziehen und dann vielleicht noch dicke Wollsocken drüber, in die Sie Schlitze für die Zehen geschnitten haben. Dann werden Sie wahrscheinlich einen Zehenschuh benötigen, der ein bis zwei Nummern größer ist. Na, das ist dann eben Ihr »Wintergaufer«.

Dann denken Sie noch an all jene Schuhmodelle (wie die der Firma Vivobarefoot), die wie gewöhnliche Schuhe aussehen, deren Sohle aber so dünn ist, dass man das Gefühl hat, barfuß zu laufen, und ziehen im Winter eben mehrere Paar Socken an …

Eine weitere Möglichkeit sind Turnschuhe mit so wenig wie möglich Fersenaufbau und Stabilisierung des Fußes und einer so gut wie möglich biegsamen Sohle. Und auch wenn das Fußmaterial, dass Sie im Winter vor Nässe, Kälte, Salz, Streusteinchen, Glätte schützen soll, nicht ideal ist, überwiegen die Vorteile des täglichen Gaufens gegenüber dem Nichtgaufer-Arbeitsweg! Der Schutz des Fußes gegen äußere Einflüsse hat Vorrang, an zweiter Stelle kommt die Freiheit der natürlichen Fußbewegung.

d. Ich muss Laptop und Akten nach Hause und wieder in die Arbeit mitnehmen

Müssen Sie wirklich? – Die Arbeit sollte in der Arbeit bleiben. Nur so kann die Arbeit auch im Kopf in der Arbeit bleiben. Wenn Sie ihre Arbeit mit nach Hause nehmen, werden Sie nicht entspannen, nicht abschalten können. Da die Arbeit nie aufhört, werden Sie sich daher auch nicht auf die Arbeit des nächsten Tages freuen können. Die Arbeit bekommt doch eine ganz andere Qualität, wenn sie nur am Arbeitsplatz ausgeführt wird. Reden Sie einmal mit ihrem schlechten Gewissen, weil Sie nicht fertig geworden sind. Reden Sie einmal mit Ihrem Chef. Am nächsten Tag ist auch noch ein Tag. Die Arbeit gehört in die Arbeit. Punkt.

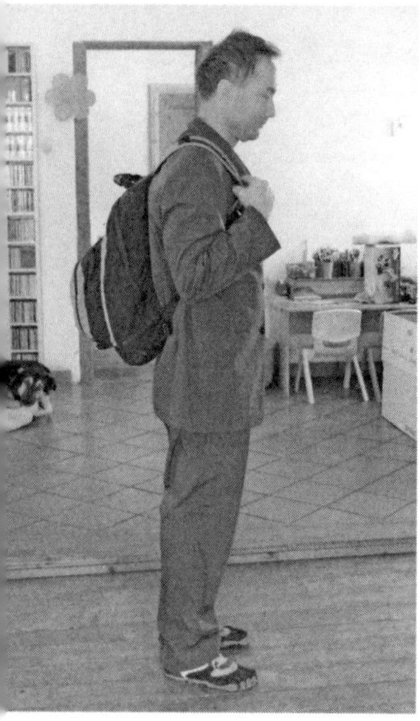

Wenn Sie trotzdem etwas mitnehmen von zu Hause in die Arbeit und wieder zurück, wie zum Beispiel ein heißes Getränk, etwas zum Essen, entspannende Lektüre für zwischendurch, ein Geburtstagsgeschenk für die Kollegin, ihre Geldbörse, frisches Arbeitsgewand, einen frischen Waschlappen usw., nehmen Sie einen *Rucksack*. Aber befüllen Sie ihn achtsam: Jedes Gramm müssen Sie schleppen! Also: einen guten Rucksack kaufen, mit breiten weichen Trägern und schauen, dass er beim Gaufen nicht zu schwer wird. Die Träger können auch angenehm sein, um einmal die Daumen dort einzuhängen, als Variation für die Armposition. Beim Tragen des Rucksacks passen Sie besonders auf, dass Sie sich nicht vermehrt im Schultergürtel-Halswirbelbereich anspannen (genauer gesagt vor allem den Musculus trapezius). Und auch das kann eine gute Übung sein, bei jeder Gaufbewegung die Schultern mit der Schwerkraft fallen zu lassen. Das Gewicht des Rucksacks und die Träger können da sogar den Verspannungen helfen, wenn Sie die Schwerkraft sanft Ihre Schultern nach unten bringen lassen und damit sanft den Trapezmuskel, auf dem das Gewicht des Rucksacks ruht, dehnen. Wenn Sie es bewusst machen, eben nicht die Schultern als Reaktion auf das Gewicht des Rucksacks anheben, sondern die Schultern fallen lassen, ist das sehr angenehm! Aber noch angenehmer ist es, keinen Rucksack zu brauchen oder einen fast leeren Rucksack mitzuführen …

e. Wie schaut denn das aus, mit Zehenschuhen, Turngewand, Rucksack? Was sagen da die anderen?

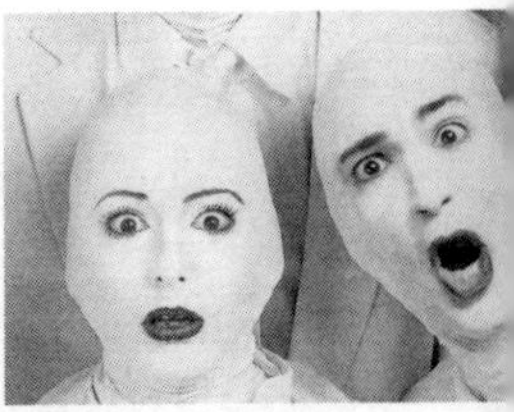

Das ist doch einmal eine sehr gute Übung, um sich zu dehnen, um sich geistig zu dehnen. Manchen von Ihnen wird es ganz egal sein, wie das aussieht. Andere werden fürchten, dass sie jemanden treffen, der dann über sie redet. Wieder andere werden zum Beispiel Angst haben, dass sich die Leute denken: Um diese Zeit so herumzulaufen, hat der keine Arbeit,? – Denken Sie an das Nordic Walking: Was haben Sie gedacht, als Sie die ersten Menschen mit Stecken herumgehen gesehen haben? Hat doch unmöglich ausgesehen, oder? Man hat sich geniert, mit Stecken zu gehen. Bei alten Menschen, ja, aber wir jungen? – Und heute? Heute walken alle nordic, in der Stadt, auf dem Land, überall. Und was denken Sie heute über Nordic Walking? – Einer muss anfangen! Wenn Sie gaufen und dann vielleicht auch noch lächeln, dann werden Sie eher Leute zum Lächeln anstecken. Es geht um Ihre eigene Einstellung dazu. Wenn Sie verschämt und angstvoll gaufen, weil Sie jemand dabei erwischen könnte, dann wird das natürlich ganz anders rüberkommen. Gaufen Sie, einfach, selbstbewusst, in sich, vielleicht noch ein Lächeln, wenn's passt. Aus eigener Erfahrung: Schon nach ein paar Tagen ist Ihnen das völlig egal! Und in der Stadt rennen wirklich unmöglichere Menschen herum als wir. Um in der Stadt wirklich aufzufallen, muss man schon was anderes anstellen als zu gaufen. Also keine Sorge. Und wenn Sie wirklich jemanden treffen, den Sie kennen und der Sie fassungslos kopfschüttelnd anhält mit dem Gesichtsausdruck des »was soll denn das sein …?«, na dann fragen Sie einfach genauso fassungslos, ob der Betreffende denn nicht *das* Buch kenne, über das jetzt alle reden …

Einer muss anfangen, einer muss einmal den ersten Schritt machen, und dann geht die Diskussion los und dann entsteht schon eine Dynamik. Wir alle haben ein gemeinsames Ziel vor Augen, nämlich gesund zu sein und uns auch so zu fühlen, glücklich zu sein im Alltag und das Glück auch zu empfinden. Wenn wir uns das »Gutgehen« immer nur für die Freizeit und das Wochenende aufsparen, klammern wir einen großen Teil unseres Lebens aus, durch den wir durchzutauchen versuchen. Doch auch diese Zeit ist unsere Lebenszeit, und die ist das wertvollste Gut, das uns das Leben geschenkt hat: Zeit! – Die Idee des Gaufens ist es, unser aller Lebenszeit viel bewusster zu leben und auch die Zeiten, durch die wir bisher »durchgetaucht« sind, wie eben den täglichen

Arbeitsweg, wertvoll und kostbar zu machen für unseren Geist, für unseren Körper und vielleicht für die Gemeinschaft in Ihrem Betrieb und damit für die ganze Arbeit und die Einstellung dazu. Vielleicht ist genau das Gaufen das, was Ihrem Betrieb noch gefehlt hat: etwas Gemeinsames, etwas, das Sie alle verbindet und zu etwas Besonderem macht. Einer muss einmal anfangen, und vielleicht sind der eine Sie …

Wenn Sie Starthilfe brauchen oder noch viel zu viele Fragen in ihrem Betrieb offen sind, dann laden Sie mich einfach ein zu einem Vortrag oder Seminar. Es macht mir großen Spaß, das Gaufen unter die Leute zu bringen und außerdem bietet es mir eine gelungene Abwechslung zu meinem Ärztealltag. Einfach trauen und anrufen oder mailen (auch hier lasse ich eine Ausrede wie »Ich kenn' mich nicht aus« oder »Ich weiß nicht, wie wir es einführen sollen« oder »Im Winter ist es doch viel zu kalt fürs Gaufen« usw. nicht gelten …)!

Der Arbeitsweg und das Gaufen

Gehen wir einmal alle Möglichkeiten eines Arbeitsweges durch:

1. Der einfachste Arbeitsweg zum Gaufen – und deshalb ist mir ja die Idee dazu gekommen – ist *mein* Arbeitsweg: etwa vier Kilometer Beton- und Asphaltfläche zwischen meinem Zuhause und meiner Arbeitsstätte, meiner Praxis, und der Hund Findus, der sich bewegen möchte und mit will. Im Sommer und im Winter, bei Regen und bei Kälte, bei Wind und bei Hitze gehe ich diesen Weg, hin und wieder zurück. Da gibt es keine Ausreden. Findus möchte bewegt werden. Mein Körper möchte bewegt werden. Also bewegen wir uns. Und damit mir mein Bewegungsapparat nach ein paar Jahren keine Rechnung über Verschleißerscheinungen präsentiert, lege ich den Weg achtsam und in der dem Körper angeborenen Bewegungsform zurück, einer langsamen Laufbewegung. Und damit ich nicht nach kürzester Zeit Schmerzen von Zehe über Fußgewölbe und Ferse, dann vielleicht noch die Achillessehne, verkrampfende Waden- und Peroneusmuskeln, Knieschmerzen und Hüftbeschwerden über Ischiasschmerzen und eingeschlafene Hände und Kopfweh bekomme, gehe ich so weit wie möglich barfuß, und so weit wie möglich heißt mit »Barfußschuhen«. So setze ich sehr bewusst auf, mache kleine Schritte und die natürliche langsame Laufbewegung meines Körpers wird nicht behindert. So gaufe ich zweimal täglich über all den Asphalt und Beton, ein bisschen Wiese (in der Hundezone) und etwas Schotter und Steinchen (um Baustellen herum), 30 bis 40 Minuten, je nach Sozialkontakten von Findus, Ampelverhalten, Umwegen (ich versuche jeden Tag, ein bisschen eine andere Strecke zu gaufen – es gibt so viele

kleine Gassen im zehnten Wiener Gemeindebezirk –, damit uns beiden nicht fad wird und damit Findus auf dem neuesten Stand über seine Artgenossen im Bezirk ist), Lust und Laune beim Tempo zu variieren. Diese vier Kilometer zweimal am Tag sind ideal für mich, als hätte ich mir die Distanz ausgesucht (was ich natürlich unbewusst habe). Wenn Sie so einen Arbeitsweg haben, sind Sie gesegnet. Lassen Sie Fahrrad, Auto, Motorrad, Tretroller, Rollschuhe einmal zu Hause und gaufen Sie!

2. Ein sehr bequemer Arbeitsweg ist der nicht vorhandene. Selig der, der zu Hause arbeitet! Aber genau da ist die Versuchung groß, sich einfach nicht mehr zu bewegen! Dann müssen Sie andere Alltagsbewegungen zum Gaufen nutzen: etwa das Einkaufen gehen, das angesprochene Rendezvous, den Besuch bei der Oma, das tägliche Spazierengehen mit dem Hund, der Entspannungsspaziergauf am Abend und, und, und. Sie können natürlich auch ganz andere Bewegungsformen in Ihren Alltag einbauen, wichtig ist nur, DASS Sie TÄGLICH Bewegung in Ihren Alltag einbauen. Bewegung sollte Teil Ihres Lebens sein wie das tägliche Zähneputzen! Einmal ist besser als gar nicht, zweimal pro Woche ist besser als einmal, dreimal ist besser als zweimal, viermal besser als dreimal, fünfmal besser als viermal, sechsmal ist besser als fünfmal und siebenmal ist besser als sechsmal! – Und, wie schon besprochen, kann das ja täglich eine andere Bewegung sein: zum Beispiel pro Woche dreimal Gaufen, zweimal Laufen, einmal Schwimmen, einmal Fußballspielen. Und dann vielleicht noch täglich ein bisschen Yoga, am besten gleich in der Früh, um sich für den Tag geistig und

körperlich gut aufzuwärmen (aber das ist eine andere Geschichte…). – Erinnern Sie sich an unser Motto: langsam, in Stille, Tag für Tag!

3. Ein typischer Arbeitweg ist der, dass man in sein Auto einsteigt und bis zum Arbeitsplatz fährt. Ob man fünf Minuten fährt oder eine Stunde oder länger, ist dabei sekundär. Sie steigen ins Auto und lassen sich transportieren. Und es ist natürlich herrlich bequem, zum Beispiel im Winter im warmen Auto bei seiner Lieblingsmusik entspannt zur Arbeit zu fahren. Aber meist ist es so eben nicht mehr. Meist herrscht reger Verkehr und die Entspannung hat sich schon nach wenigen Minuten von Ihnen verabschiedet. Meist ist die tägliche Fahrt mit dem Auto zur Arbeit eine Quälerei, bei all dem Verkehr, bei all den mehr oder weniger müden und/oder aggressiven Mitbenutzern der Straße, bei der langen Parkplatzsuche am Ende der Fahrt, bis Sie *endlich* arbeiten gehen dürfen. Und die Suche nach Alternativen scheitert meist an der Bequemlichkeit oder der großen Distanz und schlechten Erreichbarkeit Ihrer Arbeit mit öffentlichen Verkehrsmitteln. Unser Ziel ist es, den Arbeitsweg zu Ihrem täglichen Fitnessprogramm zu machen und Sie entspannt in Ihrer Arbeit ankommen zu lassen. Also lassen Sie das Auto stehen, nicht gleich vor Ihrer Haustüre, wenn Sie den Arbeitweg *wirklich* nicht anders bestreiten können, sondern etwa zwei bis fünf Kilometer von Ihrem Ziel entfernt. Vielleicht ist es in dieser Distanz von Ihrem Arbeitsplatz weg auch leichter, einen Parkplatz zu finden, oder vielleicht gibt es in dieser Distanz eine gute Parkmöglichkeit, vielleicht können Sie auch mit dem Auto ein bisschen anders fahren, sodass Sie sich viel Verkehr ersparen, und bleiben dann eben zwei bis fünf Kilometer von Ihrer Arbeitsstätte entfernt stehen. Und vielleicht ist dieser Punkt, an dem Sie dann – noch gut entfernt vom Tagesziel – aussteigen ein

idealer Treffpunkt mit Arbeitskollegen, die von überall herkommen, um dann *gemeinsam* in die Arbeit zu gaufen ...!

Und auch wenn nicht, dann steigen Sie eben einmal aus dem Auto aus, justieren Ihr »Equipment« wie Gewand mit Leiberl und wärmendem Überzug und Ihre Laufschuhe, verstauen die Autoschlüssel im Rucksack, schultern sich diesen und los geht's. Ganz entspannt gaufen Sie, einmal näher am Gehen, einmal näher am Laufen, je nachdem wie es Ihnen an diesem speziellen Tag geht. Wenn Sie merken, Sie kommen an diesem Tag irgendwie nicht gescheit von der Ferse weg, dann korrigieren Sie ihren Körperschwerpunkt ein bisschen nach vorne, indem Sie sich ein bisschen nach vorne beugen, ohne die Stabilität im Becken aufzugeben, und schon sind Sie wieder auf Mittel- und Vorfuß beim Aufsetzen und Sie spüren wieder, wie sich Ihre Achillessehne mit jedem Vorwärtsschritt auflädt, um die Ladung dann nach hinten zum vom Boden Wegfedern abzugeben. So haben Sie schon einmal genug zum Denken und Fühlen in aller Frühe und mit den Schritten und dem entspannten Rhythmus Ihrer »Schläge« auf dem Asphalt kehrt Ruhe in Ihren Körper ein, verlässt Sie der Frust des Alltags, der Autofahrt, des Gehalts, des Wetters, welcher auch immer ...

Und wenn Sie es tatsächlich geschafft haben, Ihren Autoaussteigepunkt zur morgendlichen vorarbeitstäglichen Kollegensammelstelle zu machen, dann freu ich mich mit Ihnen und Sie können schon in aller Frühe die Kraft genießen, die entsteht, wenn mehrere Menschen an einem Strang ziehen, sich zu einer Sache zusammenschließen, an eine Sache gemeinsam glauben. »Langsam, in Stille, Tag für Tag« nähern Sie sich dann gemeinsam dem gemeinsamen Ziel, genießen Sie gemeinsam die Stille, die Rhythmik der vielen Füße und Atembewegungen, die Bewegungs*meditation*. Wie immer Sie, jeder für sich, diese etwa zwei bis fünf Kilometer empfinden, es verbindet Sie und stärkt Sie. Und dann wird es doch sicher kein Problem sein, ihren gemeinsamen Chef davon zu überzeugen, Ihnen allen einen besseren Platz zum Umziehen und zum Waschen und zum Gewandaufhängen zu organisieren …

4. Der nächste klassische Arbeitsweg ist der, dass Sie aus dem Haus zu einer Bushaltestelle, U-Bahnhaltestelle, Straßenbahnhaltestelle, Zughaltestelle gehen, dort auf das entsprechende Beförderungsmittel warten und es bei dessen Eintreffen besteigen, um sich zu Ihrer Arbeitsstelle bringen zu lassen; wie viele Stationen oder verschiedene Beförderungsmittel ist sekundär. Und vergleichbar mit dem unter Punkt drei beschriebenen Arbeitsweg steigen Sie zwei bis fünf Kilometer vor Eintreffen in der Arbeit aus und gaufen Sie los; zwei bis fünf Kilometer Bewegung täglich vor und wenn möglich auch nach der Arbeit; zwei bis fünf Kilometer allein, in Stille, oder gemeinsam mit Kollegen, die sich wieder an einer Sammelstelle zusammengefunden haben, in Stille. So kann's zur Arbeit gehen, so kann's auch gemeinsam aus der Arbeit gehen. Die zu wechselnden Worte kann man ja noch wechseln bevor alle da sind, und dann beginnt ausgemachter Weise die meditative Bewegungsstille …

5. Ein typischer Pendlerarbeitsweg ist auch der, dass man aus dem Haus kommend in sein Auto steigt, zur Stadt hinfährt, am Rande dieser das Auto stehen lässt (zusammen mit all den anderen Autos der pendelnden Umlandbevölkerung), in ein öffentliches Verkehrsmittel wie die U-Bahn einsteigt und zum Arbeitsplatz fährt. Manchmal steht man dann so weit von der U-Bahn entfernt, dass man zu Fuß eine Viertelstunde oder länger braucht, um ins öffentliche Verkehrsmittel einsteigen zu können. Na, da können Sie ja schon einmal gaufen und werden dadurch sogar noch Zeit sparen, die Sie dann zum Beispiel in

ein früheres Aussteigen mit nochmals einer Viertelstunde zum Arbeitsplatz gaufen investieren können … Und wie oben schon zweimal erwähnt, gibt's ja wieder die Möglichkeit, aber nicht die Verpflichtung, einer Kollegensammelstelle …

Wie Sie es drehen oder wenden, *immer* wird es eine Möglichkeit zum Gaufen geben! Und wenn ihre Kreativität dabei gefordert ist, umso besser! Sie wissen, ich kenne alle Ausreden, und wenn ich Sie noch nicht kenne, dann werden wir es sicher schnell gemeinsam schaffen, diese vom Tisch zu fegen …!

Die Ernährung des Gaufers

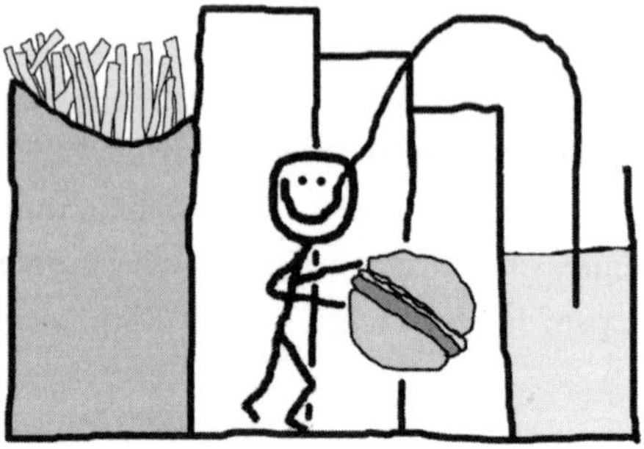

Viel ausführlicher finden Sie die optimale Ernährung für den modernen Menschen in unserer Gesellschaft in meinem erwähnten Buch »Die Heilung der Mitte« beschrieben.

Als allerersten und sehr wichtigen Punkt möchte ich Ihnen ein *warmes gekochtes Frühstück* ans Herz legen. Sie sollten niemals ohne Frühstück aus dem Haus gehen. Sie wissen vielleicht, dass für die Asiaten im Allgemeinen und die Chinesen im Speziellen das Frühstück die wichtigste Mahlzeit des Tages ist. Gut warm und gekocht zu frühstücken ist die Basis für einen guten Tag, für ein gutes Tageswerk. – Warum? Erinnern Sie sich an meine Ausführungen über das chinesische Denken in Bezug auf Bewegung. Die *Leber* sorgt *auf Chinesisch* dafür, dass alles im Körper gut fließt. Sie sorgt für Bewegung im Körper. Die Leber hasst Wind, und zum Beispiel Stress, den wir täglich in unserer Arbeitswelt erleben, ist nichts anderes als Wind. *Unsere* Leber hier im Westen hat es also schwer, da sie ständig Wind ausgesetzt ist, und da die Leber Wind hasst, wird sie sich ordentlich anspannen und die Anspannung macht Probleme im Körper. Unter anderem schlägt die Leber auf die *Milz*, auf unseren Verdauungsapparat, unsere *Mitte* ein. Darum ist *auf Chinesisch* die tägliche Bewegung so wichtig, da wir dadurch der Leber ihre Arbeit erleichtern, wir ihr ihre Arbeit abnehmen, und der Wind des Tages, der Stress, kann unserem Körper viel weniger anhaben und wir werden keine Stresskrankheiten bekommen, wie Magenschmerzen, Kopfschmerzen, hohen Blutdruck, Übergewicht, Zuckerkrankheit, Herzinfarkt, Schlaganfall und was immer der Wind unseres Lebens in unserem Körper noch so anstellen kann …

Die *tägliche konsequente Bewegung*, die uns entspannt, die uns nicht überfordert, hilft uns, uns gesund zu halten. Das zweite *chinesische* Organ, das in unserer Welt meist sehr, sehr schlecht behandelt wird, ist dann eben der Verdauungsapparat, unsere Mitte, unsere *Milz*. Sie müht sich tagein, tagaus ab, den Mist, den wir täglich zu uns nehmen, zu verarbeiten. Und weil sie unsere Art zu essen zu sehr erschöpft, sind wir erschöpft, und das meiste von dem, was wir essen, landet in den *Mistkübeln*. Und von diesem Mist hat die Milz endgültig die »Nase voll«. Diese vollen und übervollen und überquellenden Mistkübel nennen wir *chinesisch* Feuchtigkeit. Und mit all dem vielen im Körper herumkugelnden Mist fängt eine Kaskade an Krankheiten an. Da geht es um die Kategorie der »einfachen Mist-Krankheiten« wie eben eine volle Nase, ständig Infekte, Husten mit Schleim, verschiedenste Entzündungen im Körper und die Kategorie der »bösen, schlimmen Krankheiten« – und Sie wollen gar nicht wissen, was das alles ist … – Und um Ihre Mitte, ihre Milz (seien Sie bitte wegen des Namens »Milz« nicht verwirrt: Es ist nicht die Milz in Ihrem Bauch, sondern einfach ein Sammelbegriff für alles, was mit Verdauung und Stoffwechsel im Körper zu tun hat) bei Laune und entspannt zu halten, *bewegen Sie sich täglich* (dadurch ist die Leber entspannt und ärgert die Milz nicht …) *und essen Sie gut.* Und gut meint zunächst einmal ein *warmes gekochtes Frühstück*. Dieses warme gekochte Frühstück bedeutet, dass Ihre Milz in der Früh aufsteht, sich vielleicht schon verzweifelt überlegt, woher sie denn all die Energie für den heutigen Tag herbekommen soll und schon Angst hat vor der angespannte Leber, *und plötzlich passiert etwas Unerwartetes*: Plötzlich kommt ein fix und fertig verarbeiteter Speisebrei mit all den guten Kalorien und Nährstoffen in den Magen, die Eintrittspforte zur Milz und unsere Milz sagt: »Wow, das ist ja quasi schon fix und fertiges QI und Blut, da muss ich ja gar nichts mehr arbeiten, kann das QI und Blut einfach nehmen und in Umlauf bringen und damit alle im Körper gut ernähren und zufrieden stellen.« – Und Ihre Milz wird sich entspannen und Ihre Leber wird sich entspannen (mit all dem vielen entspannenden Blut …) und Sie werden sich entspannen mit diesem angenehmen warmen Gefühl in ihrem Bauch und können dann in aller Ruhe ihrem Windtag entgegengaufen …

Das *ideale Gauferfrühstück* ist das Frühstück, das gekocht ist (oder am Vortag gekocht wurde), das Sie jetzt in der Früh angenehm warm genießen und das Ihnen so richtig gut schmeckt. Das beste gesündeste Frühstück bringt Ihnen gar nichts, wenn Sie sich dazu überwinden müssen. *So* kann man einen Tag, der gut werden soll, nicht beginnen, wenn das Frühstück schon eine Quälerei ist. ALSO, gehen Sie auf die Suche und finden Sie *IHR* warmes gekochtes Frühstück. Und ganz wichtig ist noch, dass dieses Frühstück Ihnen beim Losgaufen nicht im Magen liegt. Das kann ein gekochter Getreidebrei sein, ein gekochtes Müsli, eine Suppe, etwas Pikantes oder etwas Süßes, was immer. Es sollte die obigen Vorraussetzungen erfüllen. Viele Anregungen für ein warmes Frühstück finden Sie im Internet, viele Anregungen finden Sie auch in meinem Buch »Die Heilung der Mitte«, viele Anregungen finden Sie in verschiedenen »5-Elemente Kochbüchern« oder allgemeinen Asiatischen Kochbüchern. Die Chinesen essen als warmes Frühstück eine Suppe oder all das, was wir sonst zu Mittag essen.

Denken Sie es sich so: Wie hat man früher bei uns gegessen, wenn man wusste, dass man danach den ganzen Tag körperlich schwer arbeiten muss? Warm und gekocht! – Und so ist es fast überall auf der Welt! Warm und gekocht bedeutet, dass der Körper, die Milz es nicht mehr kochen muss. Das Essen steht sozusagen sofort als Energiequelle (wir sagen *chinesisch* QI und Blut) zur Verfügung.

Ich persönlich schaffe es nicht, ohne zu Essen aus dem Haus zu gehen. Mein Frühstück schaut derzeit (und ich variiere für mich eigentlich sehr wenig, so wie die meisten Menschen bei uns ihr Frühstück ebenfalls nicht wirklich variieren …) so aus: Ich komm' in der Früh – derzeit je nach Tag etwa zwischen vier und fünf Uhr morgens – hinunter in die Küche, und da steht am Herd ein Topf mit Haferflocken, die ich mir *idealerweise* am Vorabend in Wasser eingeweicht habe. Da ich derzeit oft verdränge, dass ich so früh aufstehen muss, vergesse ich auch immer wieder, mir meine Haferflocken einzuweichen. ALSO, ich komme in der Früh zum Herd und wenn da noch kein Topf steht, nehme ich mir eben jetzt einen Topf, gebe meine Portion Haferflocken (das ist etwa ein ⅛ Literglas voll) in den Topf, drehe den Herd voll auf und lasse die Haferflocken ein bisschen anrösten. In dieser Zeit schneide ich mir Obst direkt in den Haferflockentopf hinein (etwa einen Apfel und ein paar Weintrauben), dann werfe ich noch Nüsse dazu, Sesam, Zimt, ein bisschen Kardamon, eine Prise Salz, und jetzt schütte ich Wasser dazu, das im Topf sofort zischt und kocht, weil dieser ja schon so heiß ist. Und weil ich weiß, dass ich danach in die Arbeit gaufe, nehme ich *mehr* Wasser als sonst für einen normalen gut »gatschigen« Brei. Ich nehme etwa einen halben Liter. So entsteht eine Art süße Hafersuppe (rein optisch und ästhetisch nicht wirklich ansprechend, ich gebe es zu …). Dann mache ich mir noch einen Kaffee, und wenn die Vorbereitungen für meinen Filterkaffee beendet sind, köchelt meine Hafersuppe auch schon, sodass ich den Herd zurückdrehen kann. Dann gehe ich duschen, mich anziehen und kehre zum Herd zurück. Meine »Suppe« ist fertig. Ich bevorzuge diese Variante (und ich persönlich freue mich am Abend davor schon darauf, daher ist sie für MICH perfekt, derzeit jedenfalls…), da sie sehr leicht bekömmlich ist, mir viel Wärme gibt, mir gleichzeitig genug Flüssigkeit gibt und ich trotz vollem Magen gleich losgaufen kann. Ich schaffe es nicht, mich schon in aller Frühe mit leerem Magen zu bewegen, und ich habe auch nicht die Zeit, eine halbe Stunde oder länger zu warten, bis ein »schweres« Frühstück soweit in meinem Magen verdaut ist, dass ich losgaufen oder laufen kann. Also muss ich das Frühstück an mein Leben anpassen, und da es AUF JEDEN FALL GEKOCHT sein soll, so sagen es die Chinesen (»Keine Chinesische Medizin OHNE warmes gekochtes Frühstück!«, so sage ich es mittlerweile), ist diese Hafersuppe *meine* Suppe. Bei Ihnen kann das Frühstück ganz anders aussehen, aber es sollte die Vorraussetzungen erfüllen: Es sollte schmecken, es sollte zubereitet sein (muss ja nicht gekocht, kann ja auch gegrillt, gegart, gedünstet oder was immer sein – aber NICHT ROH). Sie sollen vor dem Gaufen auch gleich gut trinken, und Sie sollen damit im Magen losgaufen können. Falls Sie es gar nicht schaffen, zu essen und dann zu gaufen, dann nehmen Sie sich ihr warmes gekochtes Frühstück eben in die Arbeit mit und genießen es dort in Ruhe. ABER Sie müssen frühstücken, gut frühstücken! Idealer ist es wie gesagt, wenn Sie nicht mit leerem Magen aus dem Haus gehen. Sehen Sie es so: Das Optimum ist bevor Sie aus dem Haus gehen ein gut schmeckendes, warmes gekochtes Frühstück, das Ihnen beim Gaufen nicht im Magen liegt. Das Schlechteste ist, wenn Sie gar nicht oder roh (z. B. ein rohes Müsli mit Milch) frühstücken. Schauen Sie, dass sich Ihr Frühstück näher am Optimum als am Schlechtesten orientiert!

Zu »gut Essen für Ihre Milz« sage ich nach *Punkt eins: warmes gekochtes Frühstück* noch einen Punkt und dann höre ich eh schon auf. Sie haben sich dieses Buch ja als »Bewegungsbuch« gekauft und nicht, damit Sie jetzt seitenweise übers Essen lesen müssen.

Aber auch dieser zweite Punkt ist so wichtig, dass ich ihn Ihnen nicht ersparen *darf*:

Bitte passen Sie mit dem Konsum von tierischem Eiweiß auf!

Ich werde diesen Punkt kurz aus einer unüblichen Sichtweise beleuchten. Wir hier im Westen sagen, dass Fleisch und Fisch und Milchprodukte stark machen. Sie haben die meiste Energie, die meisten »gesunden Vitamine« wie die B-Vitamine das meiste Kalzium. Wenn man gut und viel Substanz aufbauen möchte, so ein richtig schwerer starker Klotz werden möchte, dann stimmt das. Tierisches Eiweiß ist wie Blumendünger, den Sie verwenden, um täglich Ihre Pflanzen damit zu gießen. Was passiert, wenn Sie Ihre Pflanzen täglich mit Blumendünger statt einfach mit Wasser gießen? – Sie werden vielleicht zunächst »wie irr« wachsen und dann eingehen. – »Das Gegenteil von gut ist gut gemeint« gilt auch hier. Und so ist es mit dem tierischen Eiweiß. Tierisches Eiweiß ist die stärkste und gesündeste Komponente in unserer Ernährung (wie der Pflanzendünger), und wenn Sie ihren Körper täglich und dann vielleicht sogar noch mehrmals täglich damit düngen, wird er schön kräftig werden und dann … eingehen. Er wird die »bösen Krankheiten« bekommen.

Wir wollen gaufen, wir wollen uns täglich bewegen, um gesund zu sein! Und wenn man über Gesundheit redet, muss man eben auch übers Essen reden. Sehen Sie sich die Ernährung der »Laufvölker« an: zum Beispiel die Tarahumara, den mexikanischen Indianerstamm. Diese laufen oft nur so zum Spaß und ohne weitere Vorbereitung hundert oder ein paar hundert Kilometer, und da laufen aber dann alle mit, die Alten und die Frauen und die Kinder. Die Tarahumara ernähren sich offenbar so optimal, dass sie jederzeit Spitzenleistungen beim Ultralangstreckenlauf erringen können. Und die Ernährung der Tarahumara: fast ausschließlich Bohnen und Mais und eine Art niedrigalkoholisches Maisbier; aber kein Fleisch, kein Fisch, keine Milchprodukte, also *kein tierisches Eiweiß*. Oder schauen Sie sich die Bewohner von Kenia an: Bei einer traditionellen kenianischen Jagd auf eine Antilope legen die Jäger oft 50 bis 100 Kilometer zurück. Die Antilope bricht dann erschöpft zusammen, die Jäger laufen entspannt nach Hause. Und was essen diese Volksgruppen? – Fast aussschließlich pflanzliche Kost. Die erlegte Antilope wird im Stamm primär an Schwangere, Mütter und Alte verteilt. Den Rest der Antilope bekommt der Stamm zur Verteilung. Hier weiß man um die unendliche Kraft von Fleisch, um seine starke Wirkung für den körperlichen Aufbau, welche besonders benützt wird, um Geschwächte und Alte aufzubauen. Für den Alltag und die Normalbelastung genügen die Pflanzen.

Und genau so sollten wir uns auch ernähren, um gesund zu bleiben. Wir sollten alles Tierische sehr gut dosieren. Fleisch und Fisch und Milchprodukte sind höchstkonzentrierte äußerst wertvolle Lebensmittel, und in unserem heutigen Leben schießen wir mit ihnen total übers Ziel hinaus!

Um *wirklich* gesund zu bleiben und zu werden nenne ich fünf große Punkte:

- tägliche Bewegung
- ein warmes gekochtes Frühstück
- wenig tierisches Eiweiß
- wenig Zucker und kurzkettige Kohlenhydrate
- viel Obst und Gemüse

Tierisches Eiweiß ist in allen Lebensmitteln drin, die aus Tieren oder Teilen von ihnen oder ihren Produkten gemacht wurden und die einen Eiweißanteil haben, also: Fisch, Fleisch, Wurst, Schinken, Eier, Milchprodukte wie Milch, Joghurt, Molkegetränke, Käse.

Mein Vorschlag: Probieren Sie einmal aus, so wenig wie möglich Tierisches zu essen – zum Beispiel für einen Monat! Und dazu noch das warme Frühstück, und dazu noch Gaufen … Sie können ja dazu übergehen, sich einmal pro Woche Fleisch zu gönnen, einmal pro Woche Fisch, einmal pro Woche Eier und Milchprodukte.

Und Sie wollen ja gaufen! Wenn Sie schwer essen, wie zum Beispiel viel Fleisch und Milchprodukte, wird Ihnen das auch schwer im Magen liegen und Sie werden sich nicht gescheit bewegen können. Hören Sie einfach auf Ihren Körper.

Ich möchte Ihnen nicht den Appetit verderben, ich möchte Sie auf einen gesunden Lebensweg führen. Wer A sagt muss auch B sagen. Bewegung ist wichtig. Ernährung ebenso. Punkt.

Wenn Sie mehr dazu wissen wollen, wenn Sie jetzt viele offene Fragen haben, wie etwa »Und was ist mit dem Kalzium?«, »Und wo bekomme ich mein Eiweiß her?« usw., verweise ich Sie auf mein Buch »Die Heilung der Mitte – Die Kraft der Traditionellen Chinesischen Medizin«. In diesem Buch habe ich all meine Erkenntnisse zusammengefasst, wie man selber dazu beitragen kann, um gesund zu werden und gesund zu sein, mit dem Wissen der Chinesen, mit meinen Erfahrungen als Praktischer Arzt und »Chinesenarzt«.

Vielleicht schaffen Sie es ja auch, die Süßigkeiten einzuschränken. Wäre das nicht großartig, wenn Sie sich statt mit Süßem täglich mit Bewegung wie dem Gaufen belohnen? Und am Wochenende gönnen Sie sich dann etwas, wie eine Mehlspeise, ein Eis usw. – So bekommt das Süße auch wieder eine Wertigkeit, wird aus der Alltagsnahrung herausgenommen und auf das Wochenendpodest erhoben. So lernen Sie, Süßes zu schätzen, und nebenbei ersparen Sie Ihrem Körper viel Stress über die Insulinreaktion, und Stress hat Ihr Körper vielleicht ohnehin schon! Sie werden vielleicht jetzt fragen: Na was soll ich dann überhaupt essen? – Alles andere! Da ist noch genug da, glauben Sie mir. All das Obst und Gemüse, all die Hülsenfrüchte mit ihrem guten pflanzlichen Eiweiß, Pilze, Nüsse, all die verschiedenen Getreidesorten, die in Form von Vollkorn Ihren Darm entgiften mit all den guten langkettigen Kohlenhydraten und Ballaststoffen, und dann eben ganz gezielt und bewusst Fisch, Fleisch, Eier, Milchprodukte, Süßes. Allein schon, wenn Sie Letzteres bewusst essen, werden Sie weniger davon essen. Sie müssen einmal erlebt haben, wie wunderbar es sich (während der Woche …) ohne diese »Supertreibstoffe« leben lässt!

Und zum Schluss:

Also wie werde ich jetzt ein Gaufer?

→ Indem Sie es einfach tun!
→ Gaufen Sie!
→ Täglich!
→ In die Arbeit!
→ Aus der Arbeit!
→ Zum Supermarkt!
→ Zum Rendezvous!
(Sie können dieses ja auch gaufenderweise verbringen …)
→ Gaufen Sie einfach!

Sie brauchen keine Vorraussetzungen, außer dass Sie sich auf ihre Füße und eine Bewegung einlassen. Sie brauchen zu Anfang auch gar keine besonderen Schuhe dazu. Gehen Sie ins nächstgelegene Sport- oder Schuhgeschäft und kaufen Sie sich Turnschlapfen, so wie wir sie als Kinder im Turnsaal getragen haben! Sie wissen schon: die dünne gerippte Gummisohle mit ein bisschen Stoff drum herum und einem Gummibandl um die Öffnung, wo Sie mit ihrem Fuß reinschlüpfen! Die bekommen Sie um den Preis eines bescheidenen normalen Mittagessens mit Getränk, also um etwa 10 Euro. Ziehen Sie sie an – am besten ohne Socken, wenn's warm ist, und mit Socken, wenn's kalt ist. Und dann gaufen Sie los! Wenn Sie eine große Strecke Asphalt und Beton zu bewältigen haben, um zur Arbeit zu gelangen, werden diese Schlapfen irgendwann – je nach Qualität früher oder später – zerbröseln. Auch egal, dann kaufen Sie eben die nächsten. Und wenn das einmal im Monat ist, dann eben einmal im Monat. Sie brauchen nicht gleich das beste Material, um etwas Neues zu beginnen. Ich bin sehr sparsam aufgewachsen. Ich hab' mir das teurere Material, seien es beim Laufen die Laufschuhe oder beim Schwimmen die Schwimmbrille oder beim Zeichnen der Zirkel oder beim Rechnen der Taschenrechner, immer erst dann zugelegt, wenn es wirklich notwendig war, und konnte dann den erweiterten Gebrauchsradius auch zu schätzen wissen und genießen. Also, wenn Sie so vor sich hingaufen und der Verschleiß ihrer Turnschlapfen ihnen zu viel wird, kaufen Sie sich Barfußschuhe, »no-shoes«, wie im Kapitel Schuhe berichtet. Oder Sie können ja auch – je nach Umgebung, in der sie leben, und Jahreszeit – ganz barfuß gaufen!

Wichtig ist, dass Sie sich und ihren Körper schön langsam ans Barfußgehen gewöhnen. Nicht übertreiben! Zuerst nur einen Teil der Strecke mit den Schlapferln und schön langsam steigern! Der Körper sagt Ihnen genau, ob es jetzt schon zu viel war oder nicht. Hören Sie auf Ihren Körper und überlasten Sie ihn nicht. Sie können auch beginnen, zu Hause immer bloßfüßig zu gehen, oder auch in der Arbeit ohne Schuhe zu gehen, zu sitzen, »zu sein«.

Wer kann gaufen?

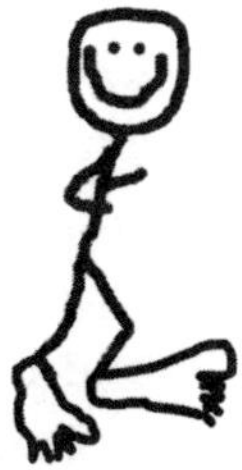

Alle, die zwei halbwegs gesunde Füße und Beine haben und diese benutzen können. Auch semiprofessionelle und professionelle Läufer können das Gaufen als Alltagsfortbewegung nutzen oder als gezieltes sehr bewusstes Aufwärmtraining. Auch deutlich übergewichtige Menschen können gaufen. Sobald Sie gehen können, können Sie auch gaufen! – Wichtig: Schön langsam das Barfußgehen in ihren Alltag einführen, nicht übertreiben, zunächst einmal nur ein paar Minuten pro Tag, dann länger, je nach ihrer körperlichen Verfassung und ihrem Gewicht. Gerade bei Übergewicht müssen die Fußsehnen, Bänder, Gelenke und Muskeln ganz langsam an die deutliche Mehrarbeit des bloßfüßigen Gehens gewöhnt werden. Muskelaufbau dauert, Sehnenstärkung dauert noch länger. Wir reden da von Wochen und Monaten! Aber wenn Sie heute gleich anfangen … wie schnell doch die Zeit vergeht …

Beim Laufen dann auch die Technik des Gaufens übernehmen, wie: barfuß, kleine Schritte, über den Vorfuß laufen, entspannt bleiben, durch die Nase atmen …

Was mach ich, wenn's mit Barfußschuhen oder barfuß gar nicht geht?

Wenn es mit ihren Barfußschuhen gar nicht geht, weil Sie zum Beispiel ewig brauchen, um in die einzelnen Zehentaschen zu gelangen, oder Ihnen tun die Sohlen noch weh, weil Sie über Jahre weiche gefederte Sohlen gewohnt waren, oder die Barfußschuhe sind Ihnen im Winter einfach zu kalt oder wenn es regnet nicht wasserabweisend genug, dann bleiben Sie trotzdem dran, Ihre idealen Gaufer zu finden. Aber viel wichtiger ist, dass Sie bei der täglichen Bewegung dran bleiben. Die primäre Idee des Gaufens ist, dass Sie ihre täglichen Arbeits- und Alltagswege als Fitnessprogramm und gleich auch als Entspannungsprogramm nutzen – OHNE zusätzlichen Zeitaufwand. Die Grundidee ist es, von Kopf bis Fuß zu entspannen und dabei *physiologisch* richtig (so wie der Körper gemacht ist) zu trainieren, Ausdauer aufzubauen. »Von Kopf«, weil Sie im Kopf frei werden sollen, »bis Fuß«, weil der Fuß auch seine Freiheit braucht. Benutzen Sie das derzeitige Nichtfunktionieren mit den Barfußschuhen nicht als Ausrede, um sich nicht täglich zu bewegen!

Dann nehmen Sie eben andere Schuhe! Ganz einfach! Das können Laufschuhe sein, das können normale Gehschuhe oder auch Businessschuhe sein. Achten Sie darauf, dass die Ferse möglichst nicht (viel) gehoben wird, dass also Ferse und Vorfuß auf ein- und demselben Niveau den Boden berühren. Wenn es im Winter um Vermeidung der Kälte für ihre Füße geht, dann ideal so, wie es in grauer Vorzeit wahrscheinlich schon die Neandertaler gemacht haben: Sie haben sich wahrscheinlich Felle um die Füße gewickelt und mit Schnüren fixiert. So ähnlich könnte dann ein *Wintergaufer* aussehen: ein (Kunst-)Fell um den Fuß gewickelt und zum Boden hin eine biegsame feste dünne Sohle.

Wenn Sie mit »normalen« Lauf- oder Gehschuhen gaufen, dann achten Sie auf ihre Technik: kleine Schritte machen, den Schwerpunkt des Körpers vor die Füße verlagern (indem Sie sich ein bisschen vorbeugen, ohne die Stabilität im Becken aufzugeben), dadurch kommen Sie so gut wie möglich auf Mittel- oder Vorfuß (so gut es halt geht…). Und auf ihren Körper achten, ob er eher ins Gehtempo oder ins langsame Lauftempo fallen möchte.

Wenn Sie gestatten, möchte ich Ihnen meine kleine Geschichte erzählen: Ich hatte in meiner Jugend und im jungen Erwachsenenalter schweres Asthma bronchiale. Und ich bin sehr dankbar, dass ich es haben durfte… Mein Asthma hat mich geleitet, die richtige Medizinform zu finden, die ich heute praktiziere. Mein Asthma hat mich gezwungen, dran zu bleiben, nicht aufzugeben, weiterzusuchen! So habe ich meine Ernährung umgestellt und so bin ich dazu gekommen, meine Lungen täglich zu trainieren. Ich weiss heute ganz genau, was ich zu tun habe, wenn sich mein Asthma wieder einmal kurz meldet. Meist winkt es aus der Ferne, aber das alleine genügt mir schon, um sofort wieder auf meinen persönlichen rechten Weg zu gelangen. Wichtig ist, dass ich hinschaue, dass ich das Winken sehe. Nur so und nur dann fühlt sich mein Körper gehört und kann das Symptom »Atemnot« schnell wieder vergessen. In Zeiten, in denen ich sehr viel um die Ohren habe, weil ich zum Beispiel gerade ein Buch schreibe oder weil eines unserer Kinder krank ist oder weil wir mit Hausbau oder -umbau beschäftigt sind oder weil ich gerade viel zu viele Patienten betreue, und ich deshalb nicht gaufe, auch nicht laufen gehe, mein Yoga vernachlässige und nur kurze schnelle Runden mit den Hunden drehe, schickt mir mein Körper nach etwa zwei Wochen »die Erinnerung der Atemnot«, ein Engegefühl im

Brustkorb, eine angespannte Bauchdecke, Verspannungen im Nacken, zeitweise Kopfschmerzen, Müdigkeit.

Nur zwei Wochen ohne tägliche Bewegung und mein Körper erinnert mich schon ganz vehement daran, mich wieder zu bewegen! Ein toller Körper, oder? Und da ich meinen Körper sehr wertschätze, sage ich ihm gleich: Du hast ja recht. Ich bin so blöd, dass ich dich vernachlässige, weil OHNE DICH GEHT GAR NICHTS! – Und ich gaufe wieder, und ich laufe wieder und nehme die Hunde mit, und ich mache mein Yoga. ALSO, nur zur Erinnerung: ICH KENNE ALLE AUSREDEN! Es geht um IHREN Körper. Es geht um Ihre Gesundheit. Es geht um Ihre Zukunft. Bewegen Sie sich täglich! Und wenn sie ihren idealen Gaufer noch nicht gefunden haben, egal, dann eben mit »normalen« Schuhen, aber GAUFEN SIE!

Ich glaube, es ist Zeit für eine »richtige« Zusammenfassung:

Weidis Bewegungspyramide

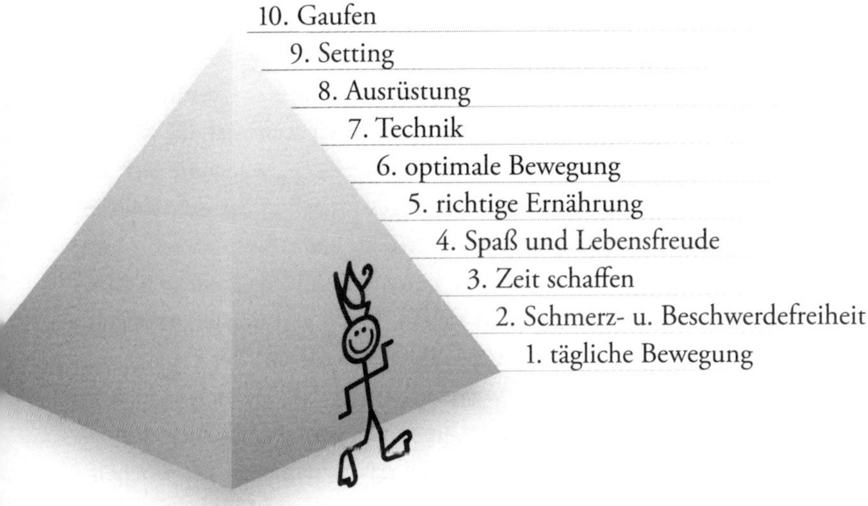

10. GAUFEN! Alles zusammen ist gaufen: täglich, achtsam, langsam in Stille, kleine Schritte, Barfußschuhe, in der Gemeinschaft oder alleine, geringer Zeitaufwand durch Einbau der Bewegung in Arbeits- oder Alltagswege … und Körper und Geist können wieder lächeln …!
9. optimales »Setting« auch langsam in Stille, Tag für Tag
8. optimale Ausrüstung (wie Schuhe …)
7. optimale Technik
6. die optimale Bewegung
5. richtige Ernährung
4. Spaß und Lebensfreude
3. Zeit schaffen!
2. Schmerz- und Beschwerdefreiheit
1. tägliche Bewegung, auch egal, ob mit Walkman oder viel Reden beim Laufen

Die Pyramide ruht auf der Basis. Diese sollten wir alle erklimmen. Wer zum Gipfel will, soll sich ruhig anstrengen und die anderen neun Punkte durchwandern. Wenn man dann oben steht, war es die Mühe wert. Man sieht den Weg, der hinter einem liegt und man sieht wunderbar den leichten Weg, der vor einem liegt …

Die *Basis der Pyramide* und damit die Basis unserer Gesundheit ist die *tägliche Bewegung*. Mit »täglich« sagen wir sechsmal die Woche, »und am siebenten Tag sollst Du ruhen …«. – Wenn Sie sich an sechs Tagen in der Woche gut bewegen, machen Sie den Tag, an dem sie mit der Bewegung pausieren, zu etwas Besonderem, und Sie werden sich auf das »wieder bewegen Dürfen« freuen. Natürlich können Sie sich auch an sieben Tagen pro Woche bewegen. Das ist dann die Fleißaufgabe. Vergleichen Sie mit der Ernährung: Wenn Sie sechs Tage pro Woche schauen, dass Sie sich so richtig gesund ernähren, dann dürfen Sie am siebenten Tag auch einmal nach Herzenslust schlemmen. So hat das Schlemmen am Wochenende eine ganz andere Wertigkeit. Sie lernen es viel mehr zu schätzen. Also auch gleich ein Tipp für die Ernährung (siehe Ernährungskapitel): unter der Woche gesund, am Wochenende genießen (muss ja nicht unbedingt ungesund sein …)!

Denken Sie auch einmal wieder *chinesisch*, wie am Anfang beschrieben: Die Leber ist *chinesisch* das Organ, dass dafür Sorge trägt, dass alles im Körper gut fließt. Der Geist, der in der Leber wohnt, ist der *Hun*. Und unser Hun ist zumeist stinksauer, weil er in einer leeren Badewanne sitzt: Sie erinnern sich daran, wie es sich anfühlt, nass in einer leeren Badewanne zu sitzen und jemand macht die Badezimmertüre auf … Unser Hun wird stinksauer! Und dieser Luftzug ist der viele Wind in unserem Leben hier im Westen, der viele Wind »um nichts«, unser täglicher Stress, unser tägliches »so tun, als würden wir vor einem Löwen stehen …« – Wir stehen aber nicht vor einem Löwen, müssen weder davonlaufen noch kämpfen, aber wir tun täglich so. Und da unser Hun in einer leeren

Badewanne sitzt und daher auf den kleinsten Windhauch schon ganz massiv überreagiert, befindet sich unser Körper in einem Daueranspannungszustand. »Lieb sein zum Hun« heißt, sich täglich zu bewegen. So nehmen Sie ihm seine Arbeit (der Bewegung im Körper) ab und er denkt sich: Ich sitze zwar blöd in einer leeren Badewanne herum, aber ich muss wenigstens heute nichts mehr arbeiten ... Daher: *tägliche Bewegung*. – »Lieb sein zum Hun« heißt auch, Wind zu vermeiden, also die Badezimmertüre zuzusperren, also Stress zu vermeiden oder zu reduzieren, das viele Herumreisen wie beim Pendeln oder bei Geschäftsreisen zu überdenken und nach Möglichkeit zu reduzieren, und einfach nicht so viel in den Wind zu gehen ... Und »indirekt lieb sein zum Hun« heißt, sich besser zu ernähren, sodass die Milz, unser Verdauungsorgan, unsere *Mitte*, mehr kuscheliges warmes Blut produzieren kann, welches sie dann in die Badewanne füllt und damit den Hun entspannt. Und auf einmal sieht die Welt gar nicht mehr so schlimm aus (und Wind ist auf einmal nur mehr ein Lüftchen ...)

Tägliche Bewegung – da haben wir noch nicht von der Art der Bewegung gesprochen. Primär geht's einmal um gut bewegen, täglich, erst viel weiter oben in der Pyramide kommen die »besseren« Bewegungsformen. Jetzt einmal: täglich bewegen. Es kann ja jeden Tag eine andere Bewegung sein, zum Beispiel einen Tag Laufen, den nächsten Tag Schwimmen, den dritten Tag Nordic Walking, den vierten Tag Fußballspielen, den fünften Tag eine längere Wanderung, den sechsten Tag Gaufen. Was immer, aber soweit möglich täglich. Wenn Sie sich täglich bewegen, gehört die tägliche Bewegung bald zu ihrem Tagesablauf, zu ihrem Leben. Sie überlegen dann nicht mehr, ob Sie sich heute bewegen sollen. Sie tun es einfach!

Und wir haben noch nicht davon gesprochen, dass es *in Stille, langsam*, sein könnte. Wenn es Ihnen Freude bereitet und ein Hauptmotivationsgrund für tägliche Bewegung ist, dann geht's natürlich auch mit zugestöpselten, musikberieselten Ohren (über

MP3-Player oder wie wir altmodisch in unserer Generation sagen: Walkman) oder auch in der Gruppe mit lebhaften Gesprächen und Diskussionen. Egal wie, egal welches Rundherum, die Basis ist *tägliche Bewegung.*

An zweiter Stelle kommt die Beschwerdefreiheit, die Besserung Ihrer Schmerzen, ihrer Verspannungen, ihrer Darmträgheit, ihrer Müdigkeit, ihrer Infektanfälligkeit, ihres hohen Blutdruckes, ihrer erhöhten Blutfettwerte, ihrer Niedergeschlagenheit, ihres Übergewichtes. Wählen Sie also die tägliche Bewegungsform so, dass Sie ihren körperlichen und geistigen Zustand unterstützt und verbessert. Für den einen geht es da mehr um »die Sau rauslassen« und austoben, wie man es zum Beispiel hervorragend bei den asiatischen Kampfsportarten machen kann, für den Anderen passt dann besser eine ruhige meditative gleichmäßige Bewegung wie das Gehen, Wandern oder Laufen, für den Dritten geht es mehr um das Rücken- oder Muskelstärken wie beim Schwimmen oder im Fitnessstudio und für den Vierten passt Gaufen optimal.

An dritter Stelle steht die Zeit. Schaffen Sie sich Zeit, verschaffen Sie sich Zeit! Und die bittere Wahrheit: Je weniger (freie) Zeit man hat, desto mehr braucht man sie! Je mehr man den ganzen Tag herumhetzt, desto dringender braucht man die kurzen Auszeiten zwischendurch, desto wichtiger werden die Pausen für Geist und Körper. Und diese Pausen können passiv sein mit Entspannung, Hinlegen oder einfach ein bisschen Schlafen, Meditieren, oder aktiv mit Bewegung. Meist geht die Spannung, die man den ganzen Arbeitstag über aufgebaut hat, viel leichter wieder aus dem Körper heraus, wenn man sich bewegt, wenn man »das Gehirn auslüften lässt«, also rausgeht und sich im Freien, in der freien Natur bewegt. Stille allein kann schon helfen, die viele Luftbewegung durch das viele Sprechen und Zuhören untertags wieder aus dem Körper zu bekommen. Das alles kostet Zeit, und diese müssen Sie sich beschaffen; *müssen*, weil es der Körper einfordert, weil jede Spannung eine ausgleichende Entspannung braucht, um wieder in der Mitte sein zu können, in der Mitte ihres Körpers und ihres Geistes. Wenn Sie die Zeit haben, dann nutzen Sie sie. Wenn Sie die Zeit nicht haben, gaufen Sie!

An vierter Stelle kommen *der Spaß und die Lebensfreude*. Mit Spaß meine ich primär einmal den Spaß an der Bewegung. Ideal ist es, wenn wir uns so wie Kinder einfach nur bewegen wollen, uns austoben und nicht lange über das Wie oder Was nachdenken. Wir bewegen uns einfach, rasen hin und her, jagen einem Ball nach, spielen fangen, rennen den Hügel hinauf, schauen wer der erste zu Hause ist… – Kinder bewegen sich natürlicherweise einfach gerne. Diesen natürlichen Bewegungsdrang sollen wir bei unseren Kindern fördern und ihnen auch die Möglichkeit geben, ihn auszuleben, und diesen Bewegungsdrang sollten wir selber wiederentdecken. ABER wenn es am Anfang mit der täglichen Bewegung und dem Spaß daran noch nicht klappen möchte, ist von Ihnen auch einmal *Disziplin* gefordert. Oft braucht man zuerst einmal ein paar Wochen Konsequenz, und wenn man dann spürt, wie gut einem die tägliche Bewegung tut, kommen auch der Spaß und die Freude! Wenn ich mich beim Klavierstudium täglich gefragt hätte, ob ich gerade *Lust* habe Klavier zu spielen, hätte ich mir das Klavierstudium sicher nicht neben dem Medizinstudium angetan. Ich habe einfach geübt, wenn es ging jeden Tag. Und wenn einmal nicht so viel Zeit war, dann eben nicht so lange. ABER ich habe täglich geübt. Denken Sie ans Zähneputzen: TÄGLICH zwei Minuten hat einen positiven Effekt, EINMAL DIE WOCHE eine Stunde macht Zahnschmelz und Zahnfleisch kaputt…!

Was hat alles für einen Sinn, wenn man keine Lebensfreude empfindet? Diese kommt aber oft auch erst nach der Disziplin. Oft denken wir viel zu viel! Oft wäre es gescheiter, einfach einmal Dinge zu tun und in Ruhe abzuwarten, bis es einem dann besser geht. Denken Sie sich die Lebensfreude als ein wunderschönes Land hinter einer riesengroßen Mauer, vor der Sie stehen und an der Sie verzweifelt hinaufblicken: Wie komme ich da hinüber? Wo ist meine Lebensfreude? Vergessen Sie sie vielleicht einmal für ein paar Wochen, drehen Sie sich um und gehen (gaufen, laufen, walken, springen und tanzen) Sie einmal in die andere Richtung, das heißt, bewegen Sie sich täglich, ernähren Sie sich besser, und mit der Zeit werden Sie bemerken, dass Sie die Mauer weit hinter sich gelassen haben, dass Sie bereits in dem wunderschönen Land der Lebensfreude sind! Wenn es ihrem Körper so richtig gut geht, kann es Ihnen psychisch gar nicht schlecht gehen! Kümmern Sie sich einmal um ihren Körper, und die Psyche wird Ihnen folgen …

An fünfter Stelle steht die Ernährung. *Intuitiv* würden Sie sich vielleicht ohnedies richtig ernähren. So erlebe ich es in meiner Arztpraxis immer wieder. Die Menschen, die zu mir kommen, wissen oft sehr genau und sehr gut, was ihnen gut tun würde. Aber sie tun's nicht. Warum? – Weil sie oft die Wertigkeit der richtigen Ernährung unterschätzen. Die für Ihren Körper richtige Ernährung *verändert*, verändert ihren ganzen Zustand, körperlich und geistig, ihre Lebenseinstellung, einfach alles. Sie müssen es nur einmal tun, für eine Zeit, einen Monat zum Beispiel. Sie müssen sich und ihrem Körper die Chance einer Veränderung gönnen. Konsequent. Einfach tun. Das heißt auf »Weidinger-Chinesisch« (und darüber hab ich viel in dem Buch »Die Heilung der Mitte« geschrieben …): *Seien Sie lieb zu ihrer Milz, zu ihrer Mitte.* Und das heißt, auf den Punkt gebracht, täglich warm gekocht frühstücken, täglich regelmäßig essen, wenn es geht regelmäßig warm (je kälter es draußen ist, desto wärmer mag es ihr Körper drinnen …) und rohe Sachen wie Gemüse und Salate reduzieren oder zumindest gut mit gekochten Sachen ausgleichen (eine Suppe voressen, gekochtes Getreide dazu essen) und die für den Körper belastenden »überhitzenden« Sachen weglassen oder reduzieren oder aufs Wochenende verschieben: Fleisch reduzieren, Milchprodukte deutlich reduzieren, Fisch und Eier reduzieren. Gönnen Sie sich's am Wochenende. Und die für den Körper »stressenden« Sachen reduzieren (und sich für das »Sündigen« am Wochenende aufsparen ...), das sind die »zu Tode verarbeiteten« und damit toten (wir sind ja keine Aasfresser!) Kohlenhydrate wie Zucker und alles »Zuckerartige«, Weißmehl(-produkte), helles Brot, weißer Reis, Nudeln, Pommes frites und all die Sachen, die Sie in unzähligen Ernährungstabellen unter »hoher Glykämischer Index« und besser »hohe Glykämische Last« finden. Lieber Vollkornprodukte vorziehen, da sind dann noch die gesunden Teile des Korns wie die den Körper und Darm reinigenden Ballaststoffe drin, lieber Roggenvollkornbrot anderen Brotsorten vorziehen (Roggen stresst den Körper viel weniger als Weizen). »Leicht essen« auf Chinesisch heißt so essen, dass Sie nach dem Essen nicht müde sind, sondern viel Kraft haben. Und das ist der Indikator, was für ihren Körper *leicht* ist! Zumeist ist das etwas Gekochtes, etwas dass sich »einem Eintopf oder einer Suppe annähert«. Und das ist auch das ideale leichte Essen vor dem Schlafengehen: Suppe, Eintopf. Das können Sie wunderbar vorkochen und ihr Körper kann wunderbar schlafen. »Je später, desto Suppe!«

An sechster Stelle kommt die optimale Bewegung. Optimal heißt »für Sie optimal«, für ihre Beschwerden optimal. Ein Lungenschwächling, so wie ich einer bin (und jeder hat irgendwo eine Schwachstelle), sollte seine Lunge trainieren. *Lungenschwächlinge* sind auf Chinesisch zumeist Menschen, die schlecht Luft bekommen (die westliche Medizin hat dafür wunderschöne Namen wie Asthma Bronchiale, COPD – Chronic Obstructive Pulmonary Disease, Chronische Bronchitis oder einfach Untrainierte ...) oder ständig eine volle Nase haben (die Chinesen sagen: Die Lunge beginnt in den Bronchien und endet auf der Nasenspitze) oder ständig verkühlt sind (dieses Immunsystem ist Teil der *Chinesischen* Lunge) oder eine Hautkrankheit oder eine entzündliche

Dickdarmkrankheit haben (Chinesisch sind die Haut und auch der Dickdarm Teil der Lunge) oder irgendeine Form einer psychosomatischen Erkrankung (Der Chinesische Geist, der in der Lunge wohnt, der *PO*, ist ein ganz, ganz sensibler...) oder die trauern (die Trauer ist die Emotion der Lunge) UND alle, die nicht gut verdauen können (etwas Körperliches oder Geistiges), da die Milz – unser Verdauungsapparat *auf Chinesisch* – aus dem Essen zusammen mit der Atemluft, die ja über die Lunge in den Körper gelangt, Energie und Substanz produziert, *QI* und *BLUT*. Und da viele von uns den ganzen Tag (herum-)sitzen, fragt unsere Lunge sich auch oft, wie sie es wohl in dieser starren Position schaffen kann, gut Luft in ihre Bronchien zu bekommen. Die Lunge »wird von unserem Brustkorb geatmet«. Und wenn wir total verspannt sind, wenn unser Brustkorb zunehmend die Lunge einpanzert, gelangt wenig *kosmisches QI* (Atemluft und damit Sauerstoff O_2) in unseren Körper, und auch dann wird man ein Lungenschwächling.

Also, Schwester und Bruder in der Lungenschwäche, lasst uns unsere Lunge trainieren! Die optimale Bewegungsform für die Lunge und damit den Brustkorb ist jede Bewegung, die mehr Atem fordert – also jede Ausdauerbewegung – und dann auch noch die Atemhilfsmuskeln, die Brustkorbmuskeln, trainiert und entspannt. Vom Bewegungsablauf optimal sind Schwimmen (wie Brustschwimmen, Kraulen, Rückenschwimmen, Butterfly), Rudern (da öffnen Sie mit jeder Bewegung so richtig gut den Brustkorb und trainieren den schwachen Rücken) und all die Ausdauersport(bewegungs)arten wie Gehen, Gaufen, Laufen, Schi- oder Eislanglaufen und, und, und. Radfahren ist vom Trainingsausdauereffekt sehr gut, macht aber durch den starren Katzenbuckelrücken einen starren Brustkorb. Beim Radfahren ist es daher wichtig, diese starre Bewegungsform auszugleichen (wie man es ja auch beim Triathlon macht, indem man es mit Laufen und Schwimmen kombiniert; sehr clever, aber *ein bisschen extrem* für den Anfang …) oder einen Fahrradlenker zu wählen, der Sie in eine aufrechte Sitzhaltung bringt (wie beim Motorradfahren ein *Cruiser*).

Neben den Lungenschwächlingen gibt es Chinesisch noch die *Nierenschwächlinge*. Das sind zumeist all diejenigen, *die gerne über ihre Grenzen gehen*, denen etwas an die Nieren gegangen ist, die sehr erschöpft und »fertig« sind, modern westlich häufig unter dem Modebegriff des *BURNOUT* zusammengefasst. In dieser Gruppe finden sich auch all diejenigen, die schon viele Jahre eine Krankheit mit sich herumschleppen, welche den Körper schön langsam erschöpft. Die Nierenschwächlinge können all jene oben beschriebenen (und natürlich auch die nicht beschriebenen …) Bewegungsformen regelmäßig ausführen, müssen aber sehr gut aufpassen, dass sie nicht einmal in die Nähe ihrer Erschöpfungsgrenze kommen! Nicht übertreiben! Lieber langsamer und kürzer, aber täglich!

Die optimale Bewegungsform bei *Menschen mit Schmerzen* ergibt sich ganz natürlich: diejenige Bewegung machen, die nicht schmerzt! Vielleicht hilft noch der richtige Schuh, der richtige Arzt oder Physiotherapeut, die richtige Osteopathin. Schmerzfreiheit ist wichtig, um einen Sport auf Dauer ausführen zu können. Wenn man neu mit einer Bewegungsform anfängt, ist es normal, dass die Muskeln sich melden und wehtun. Aber Sehnen und Gelenke sollten nicht wehtun, oder der Schmerz sollte nach einem »Übertreiben« (und nachherigen Ausruhen) wieder weg sein. Wenn das nicht so ist, Hilfe holen, Rat einholen, die Bewegungsform wechseln!

Und jetzt wird es immer spezieller:

An siebenter Stelle steht die optimale Technik. Wenn Sie sich täglich ganz frei wie ein Kind bewegen können, es Ihnen Spaß macht, Sie wunderbar entspannt und Ihnen zu einem herrlichen gesunden Leben verhilft, brauchen Sie nicht über Technik nachdenken! Dann machen Sie es eh richtig! *Wenn* Sie aber Beschwerden durch

die tägliche Bewegung bekommen oder schon vorher haben oder wenn Sie ihre Beschwerden endlich loswerden wollen, brauchen Sie bei ihrer *optimalen Bewegungsform* auch eine *optimale Technik*. Wenn *ihre* Bewegung das Schwimmen ist, gehen Sie zu einem Schwimmtrainer. Wenn es das Tanzen ist, dann ab zum Tanzlehrer. Wenn es Yoga ist, Yogalehrer. Wenn Laufen, Lauftrainer. Wenn Bodenturnen, Turnlehrer. Wenn es das Gaufen ist, lesen Sie bitte die Technikhinweise in diesem Buch noch einmal sorgfältig durch. Es geht um barfußartiges langsames Laufen oder schnelles Gehen mit Lauftechnik über den Vor-(oder Mittel)fuß, und das alles mit kleinen Schritten. Wenn Sie den Schwerpunkt gut nach vorne verlagern und keine Schuhe anziehen, wird es ihr Körper von alleine richtig machen. Wenn Sie überlegen, zwei oder drei Schritte zu machen, machen Sie vier. Wenn Sie über das Tempo nachdenken, hören Sie auf ihren Atem, atmen Sie durch die Nase und achten Sie auf das Schwitzen. Wenn Sie plötzlich vermehrt schwitzen und sich das Atmen über die Nase nicht mehr ausgeht, sind Sie zu schnell! Ganz einfach!

An achter Stelle steht die optimale Ausrüstung. Generell gesprochen geht es bei Bewegungsformen über die Füße einmal um die Schuhe und dann noch um das richtige Gewand, sodass ihr Schweiß gut ausdünsten kann und Sie nicht zu sehr abkühlt, und im Winter brauchen Sie dann gutes wärmendes Gewand. Im Laufsport spricht man heute über die richtige »funktionelle« Kleidung. Die »Funktion« ist, dass Ihnen nicht zu kalt oder zu heiß wird und dass Sie sich wohl fühlen.

Für das Klettern brauchen Sie die richtigen Schuhe, die richtige Sicherung, eventuell noch die richtigen Handschuhe. Für das Schwimmen brauchen Sie eine »richtige« Badehose. Für das Nordic Walking brauchen Sie die richtigen Stecken (mit Schlaufen, sodass Sie den Stecken immer wieder loslassen können und Hände und Unterarme nicht verkrampfen) und die richtigen Schuhe (mit guter Federung über die Ferse, da Sie ja über die Ferse schnell gehen). Für das Laufen und das Gaufen brauchen Sie die *für Sie* richtigen Schuhe. Aus Erfahrung sind dabei die besten Schuhe »keine Schuhe«, no-shoes. Wenn Sie ausprobieren wollen, es so richtig »richtig« zu machen, besorgen Sie sich Barfußschuhe oder üben Sie einfach einmal barfuß oder mit billigen »Turnpatschen«. Die richtigen Schuhe sollen ihre richtige Technik nicht behindern. Die richtige Technik geht über den Vorfuß, sodass die Achillessehne ihre physikalische Aufgabe der Energiespeicherung und -wiederabgabe (wie eine Feder) erfüllen kann. Dafür ist sie erschaffen worden. Die richtigen Schuhe lassen Sie den richtigen Untergrund spüren, ob er hart ist oder weich, uneben oder eben, steinig oder glitschig. Nur wenn Sie den Untergrund spüren, können ihr Fuß und ihr ganzer Körper *richtig* darauf reagieren. Wenn Sie dem Fuß »die heile Welt« vorgaukeln, dass es warm und kuschelig und schön glatt und immer gleich ist, wird ihm bald fad und er schläft quasi ein, wird faul und schwach und damit anfällig für Überlastung und Verletzung. Wenn Sie neu auf Barfuß-Modus umsteigen, *nicht übertreiben*: anfangs nur ein paar Minuten pro Tag, dann je nach Körperreaktionen langsam steigern. Wenn Sie schon einmal geritten sind, wissen Sie, wie sich Ihr Hinterteil nach dem ersten Ausritt anfühlt und wann Sie sich dann den Termin für ihren zweiten Ritt ausgemacht haben … Langsam. In Stille, damit Sie ihren Körper hören und darauf optimal reagieren können. Tag für Tag, aber anfangs nur ein bisschen. Nach fünf Minuten können Sie sich ja wieder Schuhe anziehen und sich achtsam weiterbewegen …

An neunter Stelle: Das optimale »Setting«. Beim Gaufen ist unser Optimum: *Langsam, in Stille, Tag für Tag*. Sie treffen sich zum Beispiel in der Früh, vor der Arbeit, mit ein paar Arbeitskollegen am Parkplatz vor einem Bahnhof. Hierher kommen alle leicht, egal ob mit Auto oder Bahn. Dann ziehen Sie sich eventuell noch um oder ihre Gaufer, ihre Gaufschuhe, an und dann geht es los. Ideal ist es in Stille: dass Sie eben nicht plaudern, was heute alles auf Sie alle zukommt, dass Sie eben nicht über den gestrigen Krimi reden. Optimal ist es, wenn Sie *gemeinsam meditieren*, gemeinsam gaufen und dabei sich und die anderen rundherum *spüren*. So wärmen Sie sich körperlich und geistig für den Tag auf. Stimmen werden an den Arbeitstagen noch genug auf Sie einprasseln. Genießen Sie die Stille. Und lassen Sie sich Zeit, sie zu genießen …

Optimales Setting heißt auch, dass Sie alle dann einen guten Platz haben, um sich waschen und umziehen zu können, wenn Sie in der Arbeit ankommen, dass Sie ihr Gewand gut verstauen können, dass das alles kein zusätzlicher Stress, sondern im Gegenteil noch eine gute Reinigung vor Beginn des Arbeitstages ist.

Und an zehnter Stelle steht das GAUFEN. Mit allem vorher Gesagten, alleine oder in der Gemeinschaft, *langsam, in Stille, Tag für Tag,* mit kleinen Schritten, mit dem Kopf »oben«, vielleicht noch mit einem Lächeln, weil es so herrlich ist, in aller Ruhe, ohne Stress, ohne Staus, ohne überfüllte Busse oder U-Bahnen durch die Stadt zu gaufen, und dabei diese Riesenfläche Asphalt und Beton zu überwinden und dabei gleich ein Fitnessprogramm für den Körper zu absolvieren und dabei den Kopf so richtig frei zu bekommen, ohne großen zusätzlichen Zeitaufwand, ohne groß viel darüber nachdenken zu müssen.

Die eierlegende Wollmilchsau. Das ist es. Nicht mehr und nicht weniger.

Nachwort: Gaufen verändert…

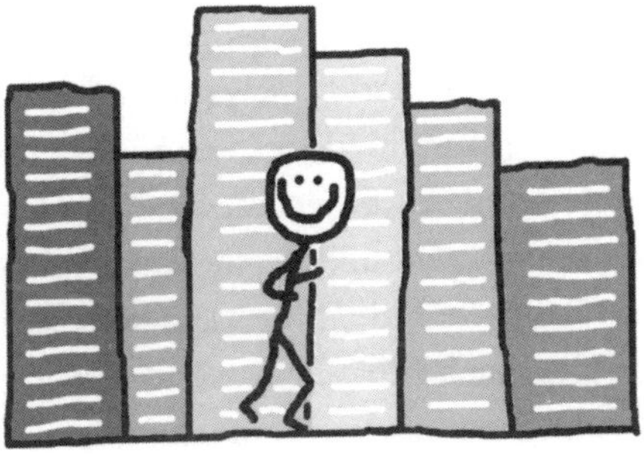

Ich bin praktischer »Chinesen-Arzt« in Wien-Favoriten. In meine Praxis, welche von einer riesigen Fläche Asphalt und Beton umgeben ist, die sie überwinden müssen, um zu mir zu gelangen, kommen Menschen mit mehr oder weniger starken körperlichen oder psychischen Beschwerden. Sie kommen zu mir, weil sie sich Hilfe erwarten. Und ich helfe ihnen, so gut ich kann. Ein wichtiger Teil meiner Hilfe ist es, diesen Menschen zu erklären, *warum* sie diese oder jene Beschwerden haben und was sie selbst tun können, um sie wieder loszuwerden. Ein wichtiger Teil meiner Arbeit neben dem Aufschreiben chinesischer oder westlicher Medikamente oder dem Stechen chinesischer oder westlicher Nadeln in chinesische oder westliche Körper (Akupunktur oder Infiltrationen), ist zu reden und zu reden und zu reden. Das ist meine Aufgabe als Arzt. Das ist meine Aufgabe als *Chinesen-Arzt.* Und als solchem hören mir Menschen gerne zu, da sie wissen, dass die Hauptaufgabe der Chinesischen Medizin darin besteht, zu verhindern, dass man krank wird. Und das funktioniert dann, wenn sie das tun, was der Chinesen-Arzt sagt. Nur dann! Und ich sage diesen Menschen, und ich sage es Ihnen: *Bewegen Sie sich täglich!* Und dann kommen all die Ausreden (…) – und daher dieses Buch: Wenn Sie täglich

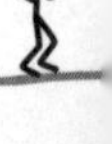

arbeiten gehen, können Sie auch täglich Bewegung machen, die richtige Bewegung, diejenige, die Ihrem Körper gut tut, die, die Sie entspannt und trainiert, die Ihren ganzen Körper und Geist *richtig* trainiert. Gaufen Sie! Und wenn *Sie* gaufen, dann gaufen bald auch andere, ihre Freunde, ihre Familie, ihre Kollegen. Sie beginnen mit einem »Fast-barfuß-Schritt« und gehen dadurch in die richtige Richtung, für Ihren eigenen Körper und ihre eigene Natur, für all die fremden Körper um Sie herum, denen Sie mit gutem Beispiel vorangaufen, und deren Natur, und damit für unser aller Natur, für unsere Erde, für unsere Welt. Benutzen Sie ihren eigenen Körper zur Fortbewegung und ersparen Sie dadurch der Erde und ihrer Atemluft Fortbewegungsmaschinen, vielleicht nur teilweise, vielleicht ganz. Und nebenbei werden und bleiben Sie gesund. Ist doch ein »guter Deal«, ein gutes Geschäft, oder? – Und nebenbei sparen Sie Zeit, weil Sie die Freizeit für wichtigeres nutzen können als sich abends noch schnell in stickigen Räumen zu bewegen. Nutzen Sie die Zeit, um mit lieben Menschen zusammen zu sein, mit ihrer Familie, mit Freunden, mit Gleichgesinnten. Nutzen Sie die Zeit lieber, um unsere wunderbare Welt, solange Sie noch wunderbar ist, zu genießen. Und nebenbei leisten Sie einen Beitrag, dass unsere Welt wunderbar bleibt …

Einfache Dinge sind einfach. Es ist einfach. Und es ist nicht mehr, als das was es eben ist: Gaufen.

Und ein Vorschlag zum Schluss: Wenn Sie so täglich durch die Welt gaufen, halten Sie die Augen offen nach anderen Gaufern, und wenn Sie einen sehen, dann strahlen Sie ihn an und grüßen Sie ihn, so wie Entenfahrer (der gute alte Citroën 2CV, französisch *deux-chevaux*) einander gegenseitig grüßen oder die Motorradfahrer, wenn sie einander überland begegnen. Schon alleine deshalb bin ich früher so gerne mit dem Motorrad gefahren …

Grüßen Sie einander, um ein Gefühl von Zusammengehörigkeit zu entwickeln, ein Gefühl, dass Sie beide am selben Strang ziehen. Und abgesehen davon ist es einfach herrlich, wenn man schon in aller Frühe von jemandem angestrahlt wird! Das macht doch gleich einen ganz anderen Tag, oder?

Also, wir sehen uns beim Gaufen …!

Ihr »Kräuterdoktor«
Georg Weidinger

Zum Autor

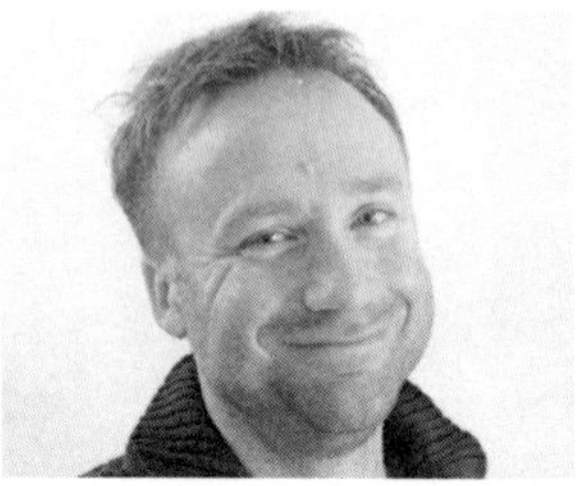

Georg Weidinger, Arzt, Autor und Musiker, wurde einem breiten Publikum bekannt durch sein Buch »Die Heilung der Mitte«, in dem er in sehr persönlicher Weise die Funktionsweise der Chinesischen Medizin erklärt und aufzeigt, wie einfach es ist, mit geänderter Lebensweise und Ernährung zur eigenen Heilung beizutragen.

Seit 2002 hält er regelmäßig Seminare, Vorträge und Schulungen, seit 2012 Lehrtätigkeit für Traditionelle Chinesische Medizin bei der MedChin in Wien. Er führt eine Praxis für TCM in Wien-Favoriten und Wiener Neustadt und lebt mit seiner Frau Gabriele und den Kindern Daniel und Lena in Wien und Forchtenstein.

www.georgweidinger.com

WEITERS IM ENNSTHALER VERLAG ERSCHIENEN:

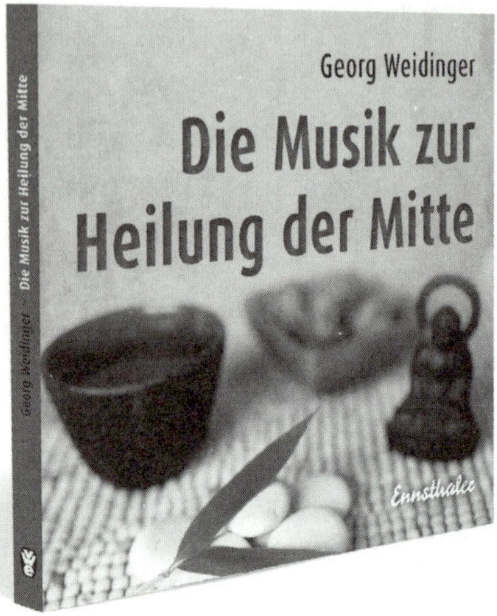

Georg Weidinger

Die Musik zur Heilung der Mitte

Audio-CD mit Booklet, Laufzeit ca. 68 Min.

Die vorliegende CD zeigt Georg Weidender als Musiker, der Klavier, Cello, Flöte, Gitarre und Electronics spielt, Stimme und Gesang nutzt. Er verwendet eigene Texte und auch Sanskrit-Mantras, um die musikalische Welt der »Heilung der Mitte« entstehen zu lassen. Wie ein Film im Kopf ist die Musik persönlich, berührend, entführt in eine Welt ohne Zeit und Raum und lässt die Hörer träumen, entspannen, meditieren.